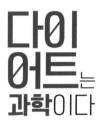

다이어트는 과학이다

펴낸날 초판 1쇄 2024년 3월 29일
2쇄 2024년 4월 10일

지은이 채찍단

펴낸이 강진수
편 집 김은숙, 설윤경
디자인 Stellalala_d

인 쇄 (주)사피엔스컬쳐

펴낸곳 (주)북스고 **출판등록** 제2017-000136호 2017년 11월 23일
주 소 서울시 중구 서소문로 116 유원빌딩 1511호
전 화 (02) 6403-0042 **팩 스** (02) 6499-1053

ISBN 979-11-6760-066-0 03510

책 출간을 원하시는 분은 이메일 booksgo@naver.com로 간단한 개요와 취지, 연락처 등을 보내주세요.
Booksgo는 건강하고 행복한 삶을 위한 가치 있는 콘텐츠를 만듭니다.

영양, 호르몬, 식단, 운동, 건강에 대한 모든 것

다이어트는 과학이다

채찍단 지음

Booksgo

살이 찐다는 것의 의미

'살이 찐다'의 정확한 의미는 무엇일까? 만일 단박에 '체지방이 늘어나는 것'이라고 이야기한다면 칭찬받아 마땅하다. 매일 체중계 위에 올라가 몸무게를 재는 사람은 체중계의 숫자가 늘었다면 살이 쪘다고 생각할 것이다. 매일 거울을 열심히 보는 사람은 얼굴에 살이 올랐거나 뱃살이 두툼해진 것을 보고 살이 쪘다고 생각할 것이다. 저마다 내리는 정의가 다 달라서 '살이 찐다는 것은 이거다'라고 확실하게 말하기는 어려울 수밖에 없다.

보통 다이어트의 성공과 실패는 체중에 달려 있다고 생각한다. 그러나 며칠의 체중 변화로 살이 쪘느니 마느니 하는 건 바보 같은 짓이다. 체중이 늘더라도 체지방량이 똑같다면 살이 찐 것이라고 할 수 없다. 그저 체중만 잠시 늘어난 것뿐이다. 마찬가지로 체중이 줄더라도 체지방량이 똑같다면 결코 살이 빠졌다고 할 수 없다. 다음은 체지방량은 변하지 않고 체중만 잠시 변하는 원인이다.

❶ 부기

나트륨에 의한 일시적인 현상으로, 평소보다 짠 음식을 먹으면 나트륨을 많이 섭취하게 된다. 나트륨을 많이 섭취하면 우리 몸 안에서는 수분을 최대한 잡아 두려고 한다. 우리 몸은 항상 체액을 일정한 농도로 유지하려고 하기 때문이다. 그렇게 몸 밖으로 배출되지 못한 수분은 몸 안에 남게 되고 고스란히 몸무게에 반영된다. 그리고 짠 음식을 먹으면 물을 마시고 싶어지니까 수분의 섭취량도 늘어난다. 마신 물로 인해 체중이 더욱 증가할 수밖에 없는 것이다. 결국 짠 음식을 먹었다면 체지방과 상관없이 체중은 일시적으로 늘어난다.

❷ 탈수

알코올이나 카페인 섭취에 의한 현상이다. 술에 들어 있는 알코올과 커피에 들어 있는 카페인은 이뇨 작용을 돕는다. 이뇨 작용이란 우리 몸이 흡수한 수분보다 더 많은 양의 수분을 소변으로 배출시키는 것을 말한다. 결국 체지방량과는 관련이 없고 이뇨 작용으로 인해 배출된 수분량만큼 체중이 일시적으로 줄어들 수 있다.

❸ 운동

근육에 저장된 '글리코겐'의 소모에 의한 현상이다. 근육은 글리코겐의 형태로 당분을 저장한다. 저장된 글리코겐은 나중에 필요할 때 근육의 에너지원으로 사용한다. 우리 몸의 근육에는 약 500g 정도의 글리코겐이 저장되어 있다. 그런데 글리코겐 1g을 저장할 때 수분이 약 3mL가 결합해서 같이 저장된다. 글리코겐과 수분은 저장도 같이 되고 소모도 같이 된다. 만약 운동을 열심히 해서 우리 몸에 저장된 글리코겐 500g이 모두 소모되었다고 치자. 그러면 글리코겐 500g과 함께 수분도 1,500mL가 같이 소모된 셈이다. 수분 1,500mL의 무게만 고려해도 1.5kg이나 된다. 여기에 손실된 수분과 운동 중 사용된 글리코겐을 합치면 갑자기 2kg 이상 체중이 줄어든다. 운동을 높은 강도로 진행한다면 무려 2kg에 달하는 체중이 일시적으로 빠질 수 있다는 것이다. 물론 운동이 끝나고 회복 시간을 가지며 음식과 수분을 잘 섭취하면 체중은 원상태로 돌아간다.

❹ 음식

말 그대로 우리가 먹은 음식물의 무게에 의한 현상이다. 우리가 음식물을 1kg 먹었다면 먹은 직후에는 당연히 체중 1kg이 늘게 된다. 섭취한 음식물은 시간이 지나며 소화가 된다. 영양소를 비롯해 흡수될 수 있는 부분은 우리 몸으로 흡수되고, 나머지는 대변과 소변을 비롯한 노폐물로 배출된다. 그러므로 체중은 음식을 얼마나 먹었는지, 몸에 대소변이 얼마나 남아 있는지에 따라서 매우 달라진다. 예를 들어 아직 배변하지 않았다면 대변의 무게까지 체중에 반영된 것이다. 대변의 무게만 해도 약 200g에 달한다. 변비가 있다면 대변이 더 많이 쌓여 있을 수 있다. 게다가 소변의 무게까지 고려한다면 변수가 더 많아진다.

이러한 현상들을 합치면 재미있는 상황이 벌어지는데, 평소에 짜고 자극적인 음식을 많이 먹으며 운동은 전혀 하지 않고 과일이나 채소도 섭취하지 않아서 만성적인 변비를 달고 사는 사람이 있다. 이 사람이 과식한 다음 날 체중을 재 보니 3kg이나 더 나왔다. 평소보다 체중이 더 많이 나온 것은 당연한 결과다. 실제로 먹은 음식물이 배출되지 않았기 때문이다.

그러던 어느 날, 늘어난 체중으로 엄청난 스트레스를 받아 다이어트를 결심했다. 먼저 인터넷에서 본 대로 탄수화물 양을 줄였다. 간헐적 단식도 인터넷에서 배운 대로 실천했다. 그랬더니 체중이 쭉쭉 빠진다. 운동 없이 불과 1주일 만에 체중이 5kg이나 줄었다.

그런데 이 결과를 가지고 성공적인 다이어트를 했다고 할 수 있을까? 절대로 아니다. 왜냐하면 다이어트의 척도라고 할 수 있는 체지방이 거의 빠지지 않았을 확률이 크기 때문이다. 빠져나간 것은 대부분 수분일 것이다. 게다가 엎친 데 덮친 격으로 근육도 빠졌을 것이다. 이런 사람은 다이어트를 잠시 멈추는 순간 다시 원래 체중으로 복귀하기 쉽고, 이전보다 체중이 더욱 늘기도 쉽다.

이 책은 건강하게 다이어트 하는 방법을 소개하는 책이다. '건강하게'라는 말과 함께 '지속할 수 있는'이라는 말도 쓰고 싶다. 오랫동안 할 수 있는, 몸에 무리가 가지 않는, 실천하기 쉬운, 현명한, 과학적인 다이어트가 목표다.

사실 우리는 이미 다이어트의 진리를 알고 있다. 잘 먹고 운동도 열심히 하는 것이다. 그런데 어떻게 잘 먹고, 어떻게 운동을 열심히 할 것인가? 이렇게 구체적인 질문에는 제대로 답하기가 어려울 것이다. 그래서 많은 사람이 다이어트에 실패한다. 심지어 개인 트레이닝(PT)에 수십에서 수백만 원을 내면서까지 노력하는 사람들도 많다. 그런데도 실패율이 높다. 왜냐하면 가르치는 사람조차 정확하게 잘 모르기 때문이다. 그래서 이 책에서 다음의 내용에 대해 알아보고 다이어트에 접목하고자 한다.

첫 번째, 영양 섭취에 대한 기초적인 지식
두 번째, 다이어트 호르몬의 종류와 이를 다루는 방법
세 번째, 적은 운동으로도 높은 효율을 낼 수 있는 운동 방법
네 번째, 여러 가지 흥미로운 다이어트 꿀팁

앞으로 우리는 체중이라는 숫자에 집중하지 않는다. 이 책은 '저는 이렇게 해서 살 뺐어요'라는 다이어트 수기가 아닌 실전서에 가깝다. 우리는 '과학적으로 검증된' 다이어트 방법을 쉽게 소개할 뿐이다.

채찍단

03 × 운동

부록

× 일상 속 다양한 다이어트 꿀팁

01

×

영
양

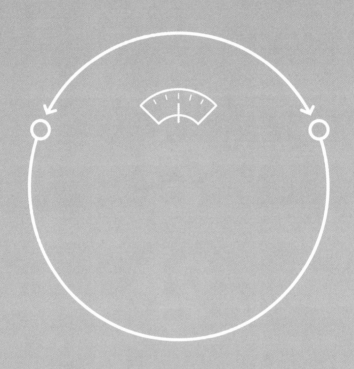

소화와 흡수

사람은 음식물을 먹어서 에너지를 얻는다. 소화는 음식물을 잘게 쪼개는 것이다. 음식물이 몸에 흡수될 수 있을 정도로 말이다. 흡수는 소화된 음식물의 영양소를 체내로 받아들이는 것을 말한다.

식사 후 일어나는 일

소화와 흡수는 '입 → 식도 → 위 → 작은창자(소장) → 큰창자(대장) → 항문' 순서로 진행된다.

음식물은 '입'에서 씹어 잘게 부순다. 침샘에서 나오는 침은 음식물을 부드럽게 만든다. 이어서 '식도'를 지나 '위'로 이동한다. 위는 음식물을 잠시 저장하는 기능을 하고, 위액을 분비하여 음식물을 소화시킨다. 위를 지난 소화된 음식물은 '작은창자'에서 흡수되기 시작한다. 대부분의 영양소는 6m나 되는 소장을 지나며 흡수된다. 작은창자를 지난 음식물은 말 그대로 찌꺼기만 남아 있는 상태다. 이후 '큰창자'에서는 찌꺼기에 붙어 있는 수분을 마저 흡수한다. 그렇게 점점 부피가 줄고 결국 '항문'을 통해 대변으로 배출된다.

그러면 우리가 먹은 음식이 대변으로 나오는 시간은 얼마나 걸릴까? 정답부터 말하면 대략 36시간이 걸린다. 일반적으로는 '위'에서 음

위에서 머무는 시간

음식명	최대 소요 시간	영양소	최대 소요 시간
물	즉시	탄수화물	1~3시간
주스	15분	식이섬유	3~4시간
과일	20~40분	단백질	5~6시간
채소	30~60분	지방	7~8시간
통곡물	1.5~2시간		
견과류	2~3시간		
달걀	30~45분		
생선	30~50분		
닭고기	2시간		
소고기	4시간		
돼지고기	5시간		

식물을 모두 비워 내는 데만 평균 6시간 정도 소요된다. 이후 '작은창자'에서 8시간 동안 음식물의 소화와 흡수를 한다. 마지막으로 '큰창자'에서 10시간 이상 머무른 후 배출된다. 음식을 먹고 대변으로 배출되는 시간은 사람마다 다르다. 소화 능력도 다르고 먹은 음식물도 다르기 때문이다. 그래서 넉넉잡아 2~5일 정도 걸린다고 본다.

소화를 잘 시키는 방법 5가지

음식을 섭취한 후 소화를 잘 시키는 방법에는 다음의 5가지가 있다.

❶ 가벼운 운동을 하자

격렬한 운동은 오히려 소화를 방해한다. 소화 기관에 집중되어야 할 혈류가 운동에 사용되어 소화 기능이 떨어지기 때문이다. 걷기와 같은 가벼운 유산소 운동은 음식물이 장에서 통과하는 시간을 단축할 수 있다. 일부 연구에 따르면 간단한 운동을 꾸준히 해 주는 것만으로도 변비 증상을 개선하는 데 도움을 준다고 한다.

❷ 식이섬유를 더 많이 먹자

식이섬유를 섭취하면 '위'에서는 소화 속도가 느려진다. 하지만 '장'에서는 이야기가 다르다. 식이섬유는 물과 결합하여 장운동을 촉진하고 배변 활동에 도움을 준다.

❸ 패스트푸드를 최소화하라

패스트푸드는 고지방 식품으로, 전체적인 소화 속도를 과도하게 늦출 수 있다. 또한 식이섬유가 부족하여 변비를 일으킬 수 있다. 게다가 염분 함량도 높다. 이는 대변의 수분 함량을 줄여 배변을 어렵게 할 수 있다.

❹ 물을 더 마셔라

식사 중에 물 섭취는 소화액을 희석하기 때문에 소화를 방해할 수 있다. 그렇지만 평상시 충분한 수분 섭취는 소화를 원활하게 한다. 적절한 수분 섭취는 변비를 예방하는 데 도움을 준다.

❺ 수면은 소화와 연관이 깊다

수면 부족은 소화기계 질환에 치명적이다. 특히 수면 부족은 위 식도 역류 질환, 과민성 대장 증후군과 같은 질환을 일으킨다는 연구 결과도 있다.

이외에도 과식하지 않기, 꼭꼭 씹어 먹기, 지방이 많은 음식 피하기, 카페인과 탄산 조심하기, 스트레스 받지 않기 등의 기본적인 것들도 지켜야 소화 불량을 피할 수 있다.

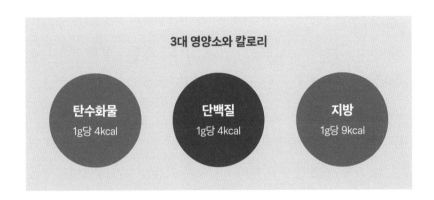

3대 영양소와 칼로리

탄수화물
1g당 4kcal

단백질
1g당 4kcal

지방
1g당 9kcal

5대 영양소

닭다리살 100g은 어떻게 구성되어 있을까? 사람의 몸에 70%가 수분이듯 닭가슴살도 70%가 수분으로 이뤄져 있다. 나머지 30%는 단백질과 지방으로 구성되어 있다. 그리고 아주 극소량의 탄수화물, 지방, 미네랄, 비타민 등이 나머지를 차지한다.

무게로 보면 100g의 닭가슴살은 70g의 수분과 18g의 단백질, 12g의 지방으로 이루어져 있다. 우리가 어떤 음식물을 섭취하든지 3대 영양소인 탄수화물, 단백질, 지방 중 최소 하나는 섭취되고 추가로 수분, 미량의 영양소(비타민, 미네랄)도 함께 따라온다.

예를 들어 우리가 주식으로 먹는 백미를 살펴보자. 100g의 백미에는 78g의 탄수화물, 13g의 수분, 7g의 단백질, 마지막으로 1g의 지방과 함께 미량의 비타민과 미네랄이 들어 있다. 여기에 수분과 열을 가하면 우리가 먹는 쌀밥으로 변하게 된다.

❶ 탄수화물

등산이나 수영을 하고 나서 극도로 허기진 경험이 있을 것이다. 운동하면서 에너지를 사용했으니 배고픈 건 당연한 일이다. 운동뿐만 아니라 우리 몸은 출근이나 공부, 업무를 보는 등 일상적인 생활을 하면서도 에너지를 제때 충전해 주지 않으면 사용한 에너지만큼을 채우려고 한다. 뇌를 포함한 우리 몸의 기관들이 가장 선호하는 에너지 공급원이 바로 탄수화물이다. 간편하고 빠르게 끌어다 쓸 수 있는 영양소이기 때문이다.

❷ 단백질

아무리 운동을 열심히 해도 근육이 커지지 않고 늘 제자리인 사람이 있다. 이런 사람은 운동 방법에 대해서 고민하는 것보다 근육 합성에 필요한 단백질 섭취가 충분한지를 고려해야 한다. 단백질 합성을 위한 최적의 단백질 섭취 방법과 그 시기 등은 뒤에서 자세히 다루도록 하겠다.

❸ 지방

사람뿐만 아니라 모든 동물은 지방을 지니고 있다. 돼지라면 삼겹살, 참치나 연어는 대뱃살 등 지방이 많은 부위가 있다. 동물은 1차 에너지원으로 탄수화물을 가장 효율적인 에너지원으로 여기는데, 이때 탄수화물이 고갈되었을 때를 대비하여 잉여 에너지를 피부 조직에서 가까운 부분에 지방이라는 형태로 저장해 놓는다. 따라서 체내에서는 탄수화물 축적량이 고갈되었을 때나 적당한 강도의 운동을 일정 시간 이상 하였을 때 지방을 주에너지원으로 사용한다.

❹ 미네랄 그리고 비타민

탄수화물, 단백질, 지방 이외에도 칼슘이나 아연, 마그네슘과 같은 미네랄(무기질)이나 비타민 C와 같은 각종 비타민을 들어 본 적이 있을 것이다. 식사를 하면서 하나의 음식만 고집하지 말아야 하는 이유는 각각의 음식마다 함유한 비타민이나 미네랄과 같은 필수 영양소가 다르기 때문이다. 다양한 음식을 통해 많은 종류의 영양소를 챙겨 주는 게 좋다.

탄수화물

'한국인은 밥심이다'라는 말도 이제는 옛말이 되었다. 가깝게는 비만부터 시작해서 각종 성인병이 난무한다. 그러다 보니 우리의 주식인 탄수화물을 비난하는 이야기가 쏟아진다. 우리는 왜 탄수화물을 많이 먹을까? 탄수화물은 값싸고 효율이 높기 때문이다.

신체를 자동차에 비유한다면 탄수화물은 연료와 같은 존재다. 사람은 탄수화물을 주된 에너지원으로 사용하기 때문이다. 탄수화물을 얼마나 먹어야 할지 궁금하다면 보건복지부에서 출간한 《2020 한국인 영양소 섭취기준》을 살펴보자. 이 책에서는 탄수화물이 총 에너지 섭취량의 55~65% 범위에서 섭취되기를 권장한다. 탄수화물을 절반 이상 먹으라는 뜻이다. 이러한 이유는 우리 몸이 포도당을 꼭 필요로 하는데, 포도당은 주로 탄수화물로부터 얻을 수 있기 때문이다.

탄수화물은 포도당의 형태로 흡수된다. 흡수된 포도당은 혈액을 통해 온몸에 전달되어 주 에너지원으로 사용된다. 남는 포도당은 간이나 근육에 '글리코겐'이라는 형태로 저장된다. 단백질은 소화를 통해 '아미노산'으로 분해되어 흡수된다. 아미노산은 근육을 성장시키는 주 원료로 사용된다. 지방은 '글리세롤'과 '지방산'으로 분해되어 흡수된다. 지방산 또한 에너지로 사용된다. 그리고 세포를 구성하는 역할도 담당한다.

그렇다면 탄수화물을 먹지 않는다면 어떻게 될까? 기름이 없으면 굴러가지 않는 자동차와는 달리 우리 몸은 곧잘 움직이는데, 지방과 같은 2차 에너지원을 사용하기 때문이다. 또한 체내에 포도당이 부족하면 단백질을 포도당으로 전환해서 사용한다. 이 과정을 '당신생합성'이라고 부른다.

그럼 '탄수화물을 안 먹으면 되는 거 아니야?'라고 생각할 수도 있다. 그러나 식사량의 절반을 탄수화물로 먹으라는 데는 이유가 있다. 탄수화물이 부족할수록 근육이 분해되기 때문이다. 즉 '근 손실이 온다'는 뜻이다. 결국에는 큰 힘을 쓰기 어려워지며 기초 대사량 또한 떨어진다.

진짜 문제는 당신생합성이 일어날 때다. 당신생이 일어나면 간에서 단백질을 분해한다. 이때 암모니아와 같은 유해한 노폐물을 생성한다. 다이어트를 위해 탄수화물을 절제하는 노력은 몸에 손상을 입힐 수 있다. 차를 연료가 아닌 엔진 오일로 굴리는 격이다. 그래서 탄수화물은 반드시 적정량을 먹어야 한다.

탄수화물의 종류

탄수화물은 단당류, 이당류, 다당류, 식이섬유 등의 형태로 존재한다. 우리 몸은 탄수화물을 섭취하면 포도당으로 분해하는데, 포도당은 우리 몸이 제일 선호하는 에너지원이자 가장 입맛이 당기는 에너지원이다. 탄수화물은 다양한 식품들에서 발견할 수 있으며 쌀, 감자, 밀 등이 대표적이다. 탄수화물에는 4가지 주요 유형이 있다.

❶ 단당류

탄수화물의 가장 기본적인 형태를 보여서 '단순당'으로 불리기도 한다. 탄수화물을 쪼갤 때까지 최대한 쪼개면 단당류의 형태가 된다. 포도당, 과당, 갈락토오스가 있다. 흡수가 빨라 빠르게 에너지로 전환되며 혈당 수치를 빠르게 올린다.

❷ 이당류

단당류 두 개가 결합되어 있는 당이다. 이당류도 '단순당'으로 불린다. 혀에 닿았을 때 바로 단맛이 느껴지며, 체내에서 분해되고 흡수되는 속도가 빠르다. 대표적으로 포도당과 과당이 1:1로 결합되어 있는 설탕이 있다.

❸ 다당류

많은 단당류가 섞여 만들어진 탄수화물이다. 신체는 에너지로 사용하기 위해 녹말과 같은 다당류를 포도당으로 분해해야 한다. 분자 구조가 복잡해서 소화 흡수가 느리고 포만감이 오래간다. 대표적으로 빵, 밥, 파스타, 감자, 고구마와 같은 탄수화물 급원이 있다.

❹ 식이섬유

사실 식이섬유는 다당류의 한 종류라고 할 수 있는데, 몸에서 소화할 수 없는 탄수화물이다. 보통의 단당류 혹은 다당류의 탄수화물은 포도당으로 분해된 뒤 신체 에너지로 사용된다. 그러나 식이섬유는 특이하게도 몸에서 분해와 소화 과정을 진행하지 않고 몸을 통과하여 대변으로 나온다. 당연히 소화와 흡수 과정이 없으니 칼로리도 없다. 그 외에도 식이섬유를 섭취하면 혈당 상승을 막고 포만감 유지를 도우며 장내 미생물의 먹이가 되는 등의 장점이 있다.

대표적인 탄수화물 급원

• 빵, 국수, 파스타, 크래커, 시리얼 등의 곡물 정제 식품

• 사과, 바나나, 딸기, 망고, 멜론, 오렌지 등의 과일

• 우유, 요구르트 등의 유제품

• 콩, 렌틸콩, 완두콩 등을 포함한 콩류

• 케이크, 쿠키, 사탕과 같은 디저트류

• 주스, 탄산음료, 과일 음료, 스포츠 음료 등의 설탕 함유 에너지 음료

• 고구마, 감자, 옥수수, 단호박 등의 구황 작물

• 현미, 보리, 귀리 등의 통곡물

다이어트에 필수, 혈당 조절

우리가 먹는 주식은 보통 탄수화물이다. 밥, 빵, 면, 감자, 고구마 등의 탄수화물이 몸속으로 들어오면 포도당이 된다. 그리고 체내 혈액 속에 녹아 있는 포도당을 우리는 '혈당'이라고 부른다. 간단하게 혈당과 포도당을 같은 말이라고 봐도 좋다.

70kg의 사람이라면 전신에 대략 4g의 혈당을 가지고 있다. 작은 알사탕 하나 분량의 아주 적은 양이다. 그런데 이 혈당이 항상 4g일 수는 없다. 음식을 먹으면 올라가고, 몸을 쓰면 내려간다. 혈당 즉 포도당은 그 자체로 에너지기 때문이다. 따라서 여러 이유로 체내 혈당 보유량이 적으면 '저혈당', 높으면 '고혈당'으로 불린다.

식사 후 올라간 혈당을 정상 상태로 만들기 위해 우리 몸은 췌장의 베타세포에서 '인슐린'을 분비한다. 분비된 인슐린은 올라간 혈당을 낮춘다. 이렇게 인슐린은 혈당을 낮춰 주는 고마운 호르몬이다.

반면 밥을 너무 굶어서 혈당이 극도로 낮아질 때가 있다. 사용할 에너지가 없어 생존에 위협이 온 것이다. 이럴 때 우리 몸은 췌장의 알파 세포에서 '글루카곤'이라는 호르몬을 분비한다. 글루카곤은 근육과 간에 저장되어 있던 탄수화물을 포도당으로 분해한다. 그리고 곧장 에너지로 사용한다. 에너지 부족 상황을 벗어날 수 있도록 글루카곤이 돕는 것이다.

결국 인슐린과 글루카곤은 둘 다 혈당을 조절한다. 정상 범위의 혈당을 만들기 위해 24시간 가동하고 있는 공장이라고 생각하면 된다. 하지만 아무리 인슐린과 글루카곤이 혈당을 조절한다고 해도 한계가 있다. 매일 폭식과 디저트를 먹는다면 항상 높은 식후 혈당을 보이고 우리 몸은 숨 가쁘게 인슐린을 분비할 것이다. 이런 생활이 반복되면 결국 인슐린을 분비하는 췌장에서 이를 감당하지 못할 정도가 되어 인슐린 분비 기능이 고장난다. 이걸 '인슐린 저항성'이라고 한다. 인슐린 저항성 상태에서는 인슐린이 많이 분비되고 있어도 전신의 세포들이 인슐린에 잘 반응하지 못한다.

인슐린 저항성이 생기면 높아진 혈당을 낮춰 줄 무기가 없어져 항상 높은 혈당 상태를 유지하게 된다. 그렇게 당뇨에 걸리고 상황이 심각해지면 점점 손이나 발과 같은 말초 부위부터 썩어 들어가고 심지어 실명에 이를 수도 있다. 왜냐하면 높은 혈당 상태는 혈관을 손상시키기 때문이다. 결국 우리 몸속의 말초 기관이 하나씩 무너진다. 다양한 합병증을 겪을 수도 있는데 말초 기관인 눈, 손, 발에 문제가 생기

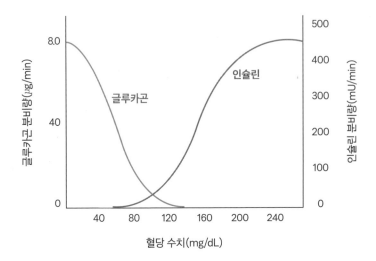

는 경우가 대표적이며, 심한 경우 심장병과 심정지를 겪기도 한다.

혈당 측정

자신의 혈당을 알고 싶으면, 혈당 측정기로 직접 재 보면 된다. 건강한 사람이라면 70mg/dL에서 140mg/dL 사이에서 조절되는 게 정상이다. 혈당 측정이 정상 범위를 넘어서면 '당뇨' 진단을 받는다. 8시간 이상 공복 상태를 유지한 뒤 혈당을 재 보자. 공복 혈당이 126mg/dL 이상이라면 당뇨병으로 진단된다. 또한 식후 2시간 혈당이 200mg/dL 이상일 때도 당뇨병 판정을 받는다.

가정에서 혈당을 측정하는 방법에는 크게 2가지가 있다.

첫 번째, 비교적 가격이 싼 혈당 측정기를 이용하는 방법이 있다. 피를 살짝 내어 혈당 측정기에 넣으면 즉시 혈당 수치가 나온다. 이것이 장점이자 단점이다. 쉽게 그때그때 혈당을 측정하면 된다. 하지만 하루에도 몇 번씩 채혈해야 한다는 번거로움이 있다.

두 번째, 연속 혈당 측정기를 사용하는 방법이 있다. 한번 혈당기를 팔에 붙여 놓으면 2주 동안 혈당을 확인할 수 있다. 채혈할 필요가 없다. 스마트폰에 자동으로 기록이 남는다. 단점이라면 가격이 비싸다는 것이다. 그렇다고 장기간 이용할 필요는 없다. 내 몸이 어떤 음식을 먹을 때 혈당이 급격히 오르는지 확인하기 위해서라면 한 달 정도 써 보면 충분하다. 혈당이 오르는 걸 쉽게 관찰할 수 있기 때문에 연속 혈당기를 한번은 경험해 보길 권하고 싶다.

실제로 본인이 어떤 음식을 먹을 때 혈당이 올라가는지 알아 두는 것만으로도 큰 자산이 될 것이다.

구분	정상 수치	조절 목표
공복 혈당	70~100mg/dL	80~130mg/dL
식후 2시간 혈당	90~140mg/dL	<180mg/dL
당화혈색소	5.7% 미만	6.5% 미만
잠자기 전 혈당	120mg/dL 미만	100~140mg/dL

혈당 스파이크

사람은 종일 가만히 누워 있어도 에너지를 사용한다. 심장, 폐, 세포 재
생 등 생존에 가장 중요한 역할을 하는데 많은 에너지가 들어간다. 그
중에서도 포도당은 세포가 가장 좋아하는 에너지원이다. 이는 사람뿐
만 아니라 모든 생물이 그렇다.

사람은 하루에 200g 정도의 포도당을 사용한다. 특히 뇌에서 가장
많은 포도당을 사용하는데, 하루에 120g 정도의 포도당을 소모한다. 활
동량이 없어도 120g의 포도당을 소모한다는 뜻이다. 만약 활동량이 많

은 사람이라면 더 많은 포도당을 사용하게 된다. 종일 움직임이 많은 운동선수나 농사일을 하는 사람의 경우가 대표적이라고 할 수 있다.

우리나라는 쌀(밥)을 주식으로 삼아 왔다. 백미밥 100g을 먹으면 약 33g 정도의 탄수화물을 섭취할 수 있다. 백미밥뿐만 아니라 현미밥, 잡곡밥 등의 모든 밥 종류는 거의 비슷한 탄수화물의 총량을 가지고 있다. 다만 현미, 흑미, 보리 등의 통곡물은 백미밥보다 아주 약간의 식이섬유가 조금 더 추가될 뿐이다.

밥 이외에도 빵이나 면 같은 탄수화물 급원도 있다. 다양한 종류의 탄수화물 공급원은 음식물의 소화와 흡수 과정을 거쳐 최종적으로 포도당으로 전환된다. 입에 들어가는 순간부터 탄수화물의 소화가 시작되고 위장관을 지나면서 사용할 수 있는 에너지원으로 변환되는 것이다. 만약 설탕처럼 곱게 갈려 있는 식품은 이러한 과정이 불필요해진다. 덩어리를 잘게 부수는 소화 과정이 필요 없다. 액체는 훨씬 더 빠르게 흡수된다. 문제는 여기서 시작된다.

다음 그래프(34쪽)를 보자. 다양한 식품 중 콜라가 가장 빠른 혈당 변화를 보인다. 이를 추적해 보면 콜라를 먹고 나서 30분쯤 지나면 혈당 수치가 쭉 올라간다. 이러한 상태를 '혈당 스파이크'라고 부른다. 이때 신체에서는 혈당을 제대로 복원시키고 싶어 한다. 바로 인슐린이 분비되는 것이다. 혈당량이 급격하게 올라간 만큼 많은 인슐린이 분비되었다. 그래서 혈당 스파이크를 겪은 직후 일시적인 반동성 저혈당 반응을 보인다.

일시적인 저혈당을 느끼는 동안 신체는 저혈당으로 인해 당분의 필

혈당 그래프

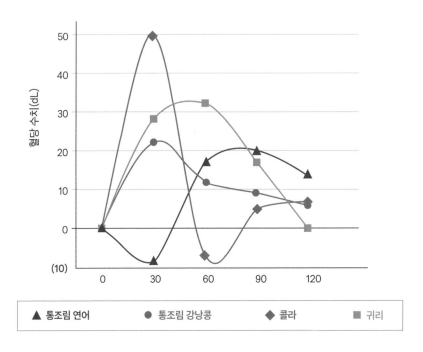

범례: ▲ 통조림 연어　● 통조림 강낭콩　◆ 콜라　■ 귀리

요성을 감지한다. 저혈당 상태를 벗어나기 위해 뇌에서는 탄수화물을 섭취하라고 명령한다. 그래서 음료수를 먹고 나면 금방 허기짐을 느끼는 것이다. 음료수뿐만이 아니다. 달달한 디저트를 먹었을 때도 식욕이 올라온다.

반면 강낭콩을 먹었을 때는 혈당이 완만히 올라간다. 높은 혈당 반응을 보이지 않기 때문에 인슐린도 천천히 분비된다. 식후 혈당이 안정적으로 올라갔다가 낮아진다.

탄수화물이 혈당으로 변하는 시간은 얼마나 걸릴까? 어떤 음식물을 섭취하느냐에 따라 다르겠지만, 빨리 소화되는 음식일수록 혈당이 빠르게 오른다. 천천히 소화되는 음식일수록 혈당이 느리게 오른다. 예를 들어 액체인 오렌지 주스는 혈당이 빠르게 오른다. 먹자마자 혈당이 오르기 시작해 30분이 채 지나지 않아서 혈당이 최고치를 찍는다. 매우 빠르게 혈당으로 반영된다. 액체는 소화할 필요가 없기 때문이다. 과일은 섭취한 뒤 30분쯤 되었을 때 혈당 최고치를 찍는다. 아이스크림을 먹으면 45분쯤 혈당 최고치를 찍고, 라면, 백미밥을 단독으로 먹으면 1시간쯤 최고치를 찍는다.

혈당 조절하는 방법

❶ 20분 법칙

급하게 식사하면 많이 먹게 되고 결국 식후 혈당이 빠르게 오른다. 일반적으로 이상적인 식사 시간은 20분이다. 뇌에서 배가 부르다는 것을 인식하는 데에는 약 20분의 시간이 필요하기 때문이다. 이것보다 짧은 시간 동안 식사를 하면 평소보다 더 많은 섭취를 하게 될 것이다.

2019년 일본 교토여자대학에서 진행한 실험에서 똑같은 음식을 주되 식사 시간을 다르게 하였다. 10분 동안 빠른 식사를 한 A그룹이 20분 동안 느린 식사를 한 B그룹보다 훨씬 더 많은 혈당 변화를 보였다. 간단하게 끼니를 때우더라도 20분의 시간이 필요하다. 시간을 내어 잘 씹고, 음식의 맛을 느끼고 즐겨 보자. 더욱 포만감 있고 만족감 높은 식사가 될 것이다.

❷ 거꾸로 식사법

탄수화물을 가장 마지막에 먹으면 식후 혈당이 낮아진다. 예를 들면 고기와 채소를 먼저 먹고 밥을 먹으면 된다. 단백질, 지방, 식이섬유를 먼저 섭취하고 탄수화물을 섭취하는 것이다. 고기와 채소를 먼저 섭취하면 음식물이 위에서 장으로 가는 시간이 길어진다. 그래서 탄수화물이 늦게 섭취되어도 흡수되기까지 시간이 오래 걸린다. 포만감 형성에도 좋다. 이것도 어렵다면 밥을 현미밥으로 바꾸자. 현미는 백미보다 식이섬유가 더 많아 소화에 더 많은 시간이 걸린다.

다음은 유명한 샌드위치 실험으로, 참가자는 빵, 고기, 채소로 이루어진 샌드위치 한 조각과 오렌지 주스 1컵을 섭취한다. 각각 세 그룹으로 나눠 혈당 변화를 측정했다.

> 그룹 A : 샌드위치를 분해하여 샌드위치 빵과 오렌지 주스를 먼저 먹는다. 10분이 지난 후 샌드위치 속(채소, 고기)을 먹는다
>
> 그룹 B : 샌드위치 속(채소, 고기)을 먼저 먹는다. 10분이 지난 후 샌드위치 빵과 오렌지 주스를 먹는다.
>
> 그룹 C : 샌드위치를 분해하지 않고 샌드위치의 모든 재료를 오렌지 주스 절반과 함께 먹는다. 10분이 지난 후 나머지 오렌지 주스를 먹는다.

결과는 탄수화물을 먼저 섭취한 A그룹과 샌드위치와 오렌지 주스 절반을 같이 먹은 C그룹은 혈당이 많이 올랐다. 반면 샌드위치 속을 먼저 먹고 10분 뒤 샌드위치 빵과 오렌지 주스를 먹은 B그룹은 혈당 변화가 완만했다. 이들은 무려 혈당 최고치가 50% 이상 차이가 났다.

인슐린 반응 또한 혈당 변화와 비슷했다. 혈당이 빠르게 오른 A, C 그룹보다 B그룹이 인슐린 분비량도 적었다. 샌드위치 속에 들어 있는 고기와 채소는 위에서 머무는 시간이 길다.

따라서 고기와 채소를 먼저 먹은 뒤 탄수화물을 섭취해 보자. 그러면 탄수화물을 먼저 먹었을 때보다 소화가 비교적 느리게 진행된다. 결국 혈당이 천천히 오른다. 그에 따라 인슐린 분비 자극이 적어지는 건 덤이다.

❸ 식후 산책을 해라

식사 후 15분 정도의 가벼운 산책으로도 혈당 조절에 도움이 된다. 어떤 활동이든 신체는 움직이면 혈당 농도를 낮춘다. 반면 우리 몸은 음식을 먹고 난 뒤 90분이 지나면 혈당이 최고조에 이른다. 이때 너무 높은 혈당 상태로 식사를 끝냈다면, 약 30분이 지나 가벼운 운동을 시작하는 것이 좋다. 체하지 않는 선에서 30분~1시간 정도 자전거나 산책 등의 가벼운 운동을 권장한다. 2013년 발표된 연구에서는 산책의 중요성을 더욱 강조한다. 매 식사 직후 15분씩 나눠서 걷는 것이 한번에 45분 걷는 것보다 혈당 조절의 효과가 크다고 한다.

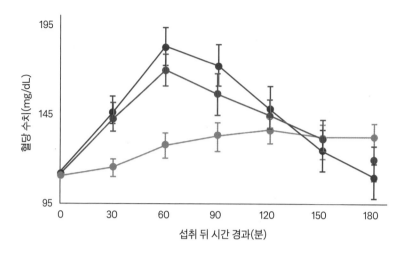

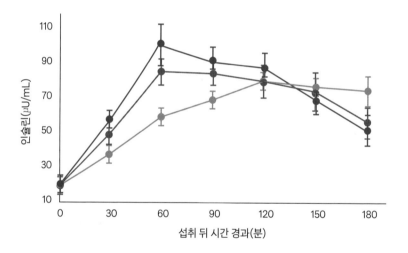

❹ 근육량을 늘려라

근육은 소중하다. 탄수화물은 포도당이 되고 혈액에 퍼진다. 이후 근육과 간에 글리코겐으로 저장된다. 다시 말하면 근육은 탄수화물을 저장하는 '에너지 통'이다. 혈당을 조절하고 싶다면 근육량을 늘리자. 근육은 장기적인 관점에서 바라봐야 한다. 하루 이틀로는 해결되지 않는다. 체내 근육량을 가장 효과적으로 기르는 방법은 허벅지 운동을 하는 것이다. 허벅지는 우리 몸에서 가장 많은 근육을 차지하기 때문이다. 체내 근육의 대략 40% 정도가 허벅지 근육이다. 또한 한번 가늘어진 허벅지는 키우기 힘들다. 따라서 허벅지 근육을 유지하는 데 특별히 신경 써야 한다. 방법은 다양하다. 걷기, 등산, 달리기, 스쿼트, 자전거, 배드민턴 등 다양한 운동을 해 보자.

어떤 탄수화물을
섭취해야 할까

      이제는 지겹게도 들어왔을 정제 탄수화물에 관해 이야기해 보자. 소화가 빠른 탄수화물은 혈당으로 빠르게 변한다. 그래서 우리는 비정제 탄수화물을 주식으로 먹어야 한다. 비정제 탄수화물은 쉽게 생각하면 소화가 느린 좋은 탄수화물이다.

    좋은 탄수화물의 특징은 식이섬유가 많다는 것이다. 그래서 위장에서 물리, 화학적으로 느리게 소화가 된다. 식이섬유의 1일 권장 섭취량은 성인 남성은 30g, 성인 여성은 20g이다. 하루 세끼의 식사에 나눠 먹는다고 가정하면 매 끼니당 약 7g 정도를 섭취하면 된다. 매 끼마다 7g의 식이섬유를 섭취하기 위해서는 꽤 많은 양을 섭취해야 한다. 예를 들면 양배추는 300g, 토마토는 500g, 현미밥은 350g 정도다.

    그러나 현실적으로 끼니마다 현미밥 350g을 섭취하기는 어렵다. 토마토 500g이나 양배추 300g씩을 섭취하는 것도 마찬가지다. 그래서 식단에 김치를 포함한 다양한 나물류를 같이 챙겨야 한다.

반면 섭취하면 안 좋은 탄수화물도 있다. 쉽게 분해되어 소화, 흡수가 빠른 단순 당류의 형태를 띤 탄수화물은 무게 대비 탄수화물 양이 너무 많은 정제 탄수화물이다. 대표적인 단순 당류인 흰 설탕(이당류)을 생각하면 쉽다. 정제 탄수화물은 도정된 쌀(백미) 또는 떡이나 빵, 면 등을 말한다. 이들은 정제된 탄수화물이기 때문에 소화가 빠르고 비교적 혈당 변화가 빠르다.

하지만 강도 높은 운동을 자주하거나 혈당 관리가 안 되는 사람들은 때에 따라 포도당이나 에너지 젤 같은 설탕물을 섭취하기도 한다. 목적에 따라서 소화가 빠르고 혈당 변화가 빠른 식품을 섭취할 필요가 있기 때문이다.

주의할 점은 비정제 탄수화물이든 정제 탄수화물이든 같은 중량이라면 칼로리는 거의 비슷하다는 것이다. 따라서 너무 많이 먹지 않도록 주의해야 한다. 대표적으로 슈퍼푸드라고 불리며 몸에 좋기로 소문난 현미지만, 현미와 백미의 칼로리는 거의 같다. 차이라면 식이섬유라고 볼 수 있는 매우 적은 양의 속껍질과 왕겨의 유무다. 만약 몸에 좋은 현미를 끼니마다 2공기씩 먹는다면 어떻게 될까? 오히려 살이 찔 것이다. 다량의 탄수화물을 섭취하는 것 그 이하도 그 이상도 아니다. 이럴 때는 식이섬유의 이점보다 많은 탄수화물을 먹게 된 것이 불리하게 작용할 것이다.

> **탄수화물의 2가지**
>
> - 비정제 탄수화물(좋은 탄수화물) : 통곡물과 같은 자연 상태의 탄수화물을 말한다. 자연의 원물 상태를 그대로 열만 가하여 만든 음식이기 때문에 같은 군의 정제 탄수화물에 비해 소화 속도가 느리고 미량 영양소 섭취를 풍부하게 할 수 있다. 여기에는 감자, 고구마, 잡곡밥, 현미밥, 콩 등이 있다.
> - 정제 탄수화물(안 좋은 탄수화물) : 자연 상태의 식품에서 인위적인 가공을 한 탄수화물을 말한다. 예를 들면 현미에서 겉껍질을 도정한 백미 또한 정제 탄수화물이다. 단맛을 느끼기 쉽고 먹기 좋게 만들어 놓았기 때문에 소화가 빠른 편이다. 여기에는 과자, 설탕, 주스, 설탕, 면, 빵 등이 속한다.

식이섬유

식이섬유를 잘 섭취하면 암으로부터의 사망 위험을 감소시킨다. 하루에 식이섬유를 10g씩 더 섭취할 때마다 유방암의 위험이 4% 감소한 것으로 분석되었다. 그 외에도 식이섬유를 섭취하면 각종 심혈관 질환과 암에 대하여 사망률을 낮춘다는 연구 보고가 있다. 그래서 적당량의 탄수화물을 섭취할 계획이라면 당연히 식이섬유가 다량 포함된 통곡물류를 선택하길 바란다. 통곡물류를 소화하는 게 어렵다면 미역과 같은 해조류나 채소를 섭취하여 부족한 식이섬유를 섭취하면 된다.

식이섬유는 크게 수용성 식이섬유와 불용성 식이섬유로 나뉜다. 굳이 둘로 나누어 설명하는 이유는 식이섬유의 효능이 조금 다르기 때문이다. 두 종류의 식이섬유 모두 중요한 건강상 이점을 갖고 있다.

❶ 불용성 식이섬유

불용성 식이섬유는 위와 장의 공간을 물리적으로 채워 포만감을 더해 준다. 불용성 식이섬유의 '불용성'이라는 뜻은 물에 녹지 않는다는 뜻으로, 식이섬유는 수분을 흡수하는 기능이 있다. 위를 지나간 불용성 식이섬유는 소장, 대장을 거치면서 대변의 '핵'이 된다. 식이섬유와 음식 찌꺼기가 결합하면서 대변의 양이 많아진다. 그리고 수분을 머금으면서 부드럽고 배출이 쉬운 상태로 변한다.

❷ 수용성 식이섬유

물에 녹아 위장에 젤 같이 끈적끈적한 물질을 만든다. 덕분에 함께 먹었던 식사 전체의 소화 속도를 늦춘다. 그래서 수용성 식이섬유를 섭취하면 포만감이 오랫동안 유지된다. 수용성 식이섬유를 섭취하는 것만으로도 탄수화물이 포도당으로 변하는 속도를 늦추기 때문에 급격한 혈당 상승을 막을 수 있다. 또한 수용성 식이섬유를 통해 대변에 더 많은 양의 수분을 머금을 수 있다. 사과, 바나나, 귀리, 검은콩, 쌀보리, 미역 등에서 섭취할 수 있다.

혈당 관리를 포함하여 식이섬유가 가진 대부분의 장점은 수용성 식이섬유에서 찾아볼 수 있다. 하지만 우리가 식이섬유라고 생각하며 주

식이섬유 주요 급원 식품(100g당 함량)*

급원 식품 순위	급원 식품	식이섬유 함량 (g/100g)	급원 식품 순위	급원 식품	식이섬유 함량 (g/100g)
1	배추김치	4.6	16	깍두기	4.3
2	사과	2.7	17	고추장	5.2
3	감	6.4	18	라면 (건면, 스프 포함)	2.2
4	고춧가루	37.7	19	감자	1.7
5	백미	0.5	20	현미	3.5
6	빵	3.7	21	고구마	2.0
7	보리	11.0	22	국수	1.8
8	대두	20.8	23	만두	5.8
9	두부	2.9	24	건미역	35.6
10	복숭아	4.3	25	양배추	2.7
11	샌드위치/햄버거/피자	7.2	26	상추	3.7
12	양파	1.7	27	열무김치	3.2
13	귤	3.3	28	바나나	1.9
14	된장	10.3	29	가당 음료 (오렌지 주스)	1.8
15	토마토	2.6	30	당근	3.1

* 2017년 국민건강영양조사의 식품별 섭취량과 식품별 식이섬유 함량(국가표준식품성분표 DB) 자료를 활용하여 식이섬유 주요 급원 식품 상위 30위 산출

로 먹는 채소에서는 수용성 식이섬유를 찾아볼 수 없다. 수용성 식이
섬유는 통곡물, 과일, 해조류 등에서 섭취해야 한다. 그리고 반드시 이
야기하고 싶은 것은 식이섬유를 섭취하면서 상당량의 수분을 섭취해
야 한다는 것이다. 식이섬유는 공통으로 수분을 머금는 특성이 있어서
수분 섭취를 평소에 잘해 주지 않으면 변이 딱딱해져 오히려 변비와
치질 관련 문제가 생길 수 있다.

당류

식품 포장지 뒷면에는 영양 정보가 나와 있다. 여기서 중점적으로 확
인할 것은 당류의 함량이다. 식품 포장지에 쓰여 있는 당류는 단당류
와 이당류를 합친 값으로, 설탕, 포도당, 과당 등이 해당 음식에 얼마나
들어 있는지를 알려 주는 고마운 지표다.

당류가 높은 음식은 최대한 피하는 것이 좋다. 식품을 구매할 때 당
류가 얼마나 들어 있는지 항상 확인하는 습관을 갖자. 세계보건기구
(WHO)의 권고대로 하루에 섭취하는 당류가 50g을 넘지 않도록 신경
쓰며, 되도록 25g 이내로 섭취하도록 하자. 참고로 우리가 자주 먹는
다양한 젤리에는 100g당 50g 정도의 당류가 들어 있다.

유제품에 숨어 있는 당

가당			무가당 / 플레인		
바나나우유 (200mL)	열량	180kcal	흰 우유 (200mL)	열량	130kcal
	당류	23g		당류	9g
초코우유 (200mL)	열량	142kcal	저지방 우유 (200mL)	열량	80kcal
	당류	16g		당류	9g
마시는 요구르트 과일 맛(150mL)	열량	128kcal	마시는 요구르트 플레인(150mL)	열량	128kcal
	당류	16g		당류	13g
떠먹는 요구르트 딸기 맛(85mL)	열량	85kcal	떠먹는 요구르트 플레인(85mL)	열량	90kcal
	당류	11g		당류	9g

과당

과일에 많이 포함되어 있어서 '과당'이라는 이름이 붙었다. 인체는 과당을 직접적인 에너지원으로 활용하지 못한다. 과당은 간에서 포도당과 글리코겐으로 전환된 뒤에야 에너지원으로 사용된다. 이와 같은 작용기전 덕분에 혈당 수치를 빠르게 올리지는 않는다. 하지만 액상 형태의 과당 즉 액상 과당은 설탕이나 포도당보다도 건강에 더 나쁘다는 이야기가 지배적이다.

음료수에 많이 들어가는 액상 과당은 '고과당 옥수수 시럽'이라고도 불리는데, 이름에서 바로 알 수 있듯이 옥수수를 가공하여 액체 형태의 시럽으로 만들어진다. 만들어진 시럽의 포도당을 효소 처리하여 변환하면 액상 과당이 된다. 이렇게 만들어진 액상 과당은 액체 형태이기에 조리가 매우 편하다. 편의성에 의해 설탕과 마찬가지로 가공식품에서 많이 쓰인다.

문제는 과당을 많이 섭취하면 간에서 글리코겐으로 저장되다 못해 가득 차게 된다. 결국 가득 차다 못해 넘치는 글리코겐은 중성 지방으로 변한다. 이때 간에 축적된 중성 지방의 무게가 간 전체 무게의 5% 이상이면 '지방간'이라고 불리게 된다. 지방이 많이 낀 간이라는 뜻이다. 과거에는 음주로 인한 지방간 환자가 많았다. 하지만 최근에는 술을 먹지 않고도 과당의 과다 섭취만으로도 지방간을 겪는 환자가 많아지고 있다. 그래서 잦은 술로 인해 이미 간이 망가져 있는 사람은 특히 과당의 초과 섭취를 조심해야 한다.

다이어트와 과일

일부 사람 중에 아직도 과일을 먹으면서 다이어트를 하려는 사람들이 있다. 과일은 다이어트에 전혀 도움이 되지 못한다. 과일을 옹호하는 사람들은 채소와 과일에 식이섬유가 많다며 동일 선상에 놓고 이야기한다. 하지만 과일을 먹는 이유를 되짚어 보면, 과일은 달고 맛있어서 잘 먹지만, 맛이 없고 쓴 채소는 좀처럼 손이 가지 않는다. 과일은 단 만큼 탄수화물이 많다. 동일 중량 대비 채소와 비교하여 10배 정도의 탄수화물이 포함되어 있다. 심지어 식이섬유도 많지 않아서 혈당 변화도 가파른 편이다. 단언하건대 과일은 다이어트에 좋지 않다. 대신 건강을 위한 것이라면 적당량의 과일 섭취는 필요하다.

과일을 섭취하려면 밥이나 면, 빵 대신에 섭취하는 탄수화물 급원이라고 생각해야 한다. 이때 식사 대용으로 과일을 먹는다면 사과 1/2개 정도가 적당하다. 사과 1/2개에 포함된 당류만 해도 사탕 1개와 맞먹을 정도다. 문제는 식후 디저트로 과일을 즐기는 것이다. 밥을 먹고 과일을 먹으면 탄수화물을 증폭시키는 꼴이 되기 때문이다.

과일은 품종에 따라 식이섬유가 많이 포함된 과일이 있다. 반면 식이섬유가 많지 않고 단맛만 느낄 수 있는 과일이 있다. 다이어트와 혈당을 관리하고 싶다면 과일을 끊는 것이 유리하다.

과일의 문제로 '종의 개량'도 한몫한다. '당도 선별' 수박이라는 말도 있지 않은가? 최근에 판매되고 있는 수박은 10년 전의 수박보다 훨씬 달다. 말 그대로 당도 선별이 되어 품종 개량이 되었기 때문이다. 이것은 과거에 비해 훨씬 더 많은 당분을 가진 수박을 먹는다는 것이다. 과일이 다이어트에 좋다는 건 과거의 이야기일 수 있다. 혈당에 좋지 않은 대표적인 과일은 바나나, 포도, 망고, 파인애플이다.

주스 또한 다이어트 중에는 피해야 한다. 이름만 과일의 이름을 빌려 과일 향을 내는 첨가물을 넣고 물과 액상 과당을 넣은 가짜 주스도 많다. 우리가 먹은 공산품 주스들은 대부분 가짜 주스에 속한다.

그뿐만 아니라 실제 과일을 갈거나 즙을 낸 무가당 과일 주스 또한 좋지 않다. 당분은 넣지 않았다고 하더라도 과일에는 이미 많은 당분이 있어서 무가당 과일 주스에는 당분 함량이 높다. 또한 과일 주스를 마시게 되면 착즙하는 과정에서 식이섬유가 제거된다. 게다가 액체로 만들어졌기 때문에 소화 과정이 매우 빠르다. 그래서 주스를 먹을 바에는 일반 과일을 먹는 편이 더 낫다.

'2017년 국민 건강영양조사'에 따른 한국인의 당류 급원 식품 1위는 사과, 2위가 설탕으로, 설탕보다 사과로 당류를 주로 섭취한다는 뜻이다. 7위는 바나나, 12위는 복숭아, 17위는 참외, 18위는 포도다. 재미있는 건 14위에 사이다가 포함되어 있다.

우리는 사이다보다 복숭아를 통해 더 많은 당류를 섭취하고 있다. 참고로 순위에 올라가 있는 각각의 과일들은 100g당 약 10g 내외의 당분을 가지고 있다. 맛으로 즐기는 건 좋다. 그러나 다이어트를 하고 있다면 섭취량을 반드시 확인해야 한다.

당류 주요 급원 식품(100g당 함량)*

급원 식품 순위	급원 식품	함량 (g/100g)	급원 식품 순위	급원 식품	함량 (g/100g)
1	사과	11.1	16	아이스크림	17.3
2	설탕	93.5	17	참외	9.1
3	우유	4.1	18	포도	10.4
4	콜라	9.0	19	케이크	22.9
5	배추김치	3.1	20	가당 오렌지 주스	6.5
6	과일 음료	7.1	21	빵	4.1
7	바나나	14.6	22	요구르트(호상)	4.6
8	양파	5.7	23	초콜릿	43.9
9	감	10.5	24	귤	5.1
10	고추장	22.8	25	수박	5.1
11	고구마	9.8	26	불고기 양념	28.2
12	복숭아	9.3	27	쌈장	25.7
13	국수	7.4	28	커피(믹스)	5.9
14	사이다	8.8	29	배	4.7
15	가타 탄산음료	10.7	30	양배추	4.8

* 2017년 국민건강영양조사의 식품별 섭취량과 식품별 당류 함량(국가표준식품성분표 DB) 자료를 활용하여 당류 주요 급원 식품 상위 30위 산출

탄수화물 선택 요령

❶ 혈당 지수가 낮은 것을 먹자

혈당 지수(GI 지수, Glycemic Index)란 음식을 섭취한 후 혈당이 오르는 속도를 0~100으로 수치화한 것을 말한다. 양질의 탄수화물 급원을 섭취하고 싶다면, GI 지수가 낮은 음식을 먹으면 된다. 복잡하게 생각할 것 없이 식이섬유가 많아서 소화가 느리고 '단맛'이 쉽게 느껴지지 않는 급원을 고르면 된다. 식이섬유가 많은 식품은 GI 지수가 낮고 비정제 탄수화물일 수밖에 없다.

가공되지 않은 자연 상태의 식품을 섭취하여 혈당 상승 속도를 늦추는 것이 최선이다. 단 혈당은 혈액 내 포도당만의 수치를 나타내는 것으로, 과당은 포함되어 있지 않다.

과당은 간에서 포도당으로 전환된 다음에야 혈당으로 반영된다. 그래서 과당이 포함된 급원 식품들의 GI 지수가 높지 않다. 설탕 자체가 포도당과 과당이 1:1로 결합된 이당류이기 때문이다. 쉽게 말하면 설탕의 절반은 과당인 셈이기에 GI 지수가 낮은 것이다. 하지만 설탕은 우리 몸에 매우 좋지 않다. 그러므로 GI 표를 볼 때 카스텔라, 아이스크림처럼 설탕이 포함된 가공식품은 반드시 주의하여 섭취해야 한다.

식품명	GI 수치(100g당)	식품명	GI 수치(100g당)
바게트	93	호밀빵	64
쌀밥	92	아이스크림	63
도넛	86	머핀	59
떡	85	고구마	55
감자	85	바나나	52
옥수수	75	포도	46
라면	73	사과	36
팝콘	72	귤	33
카스텔라	69	토마토	30
보리밥	66	양배추	26
파인애플	66	우유	25

❷ 구하기 쉬우며 보관이 편한 것을 먹자

마트에서 판매하는 제품이나 온라인 쇼핑 등을 통해 쉽게 구할 수 있는 제품을 구매하자. 탄수화물의 경우에는 단백질이나 지방에 비해서 대체로 저렴한 편이다. 따라서 가성비보다는 '보관' 측면에서 우위에 있는 식품을 선택하는 게 좋다. 예를 들면 오트밀은 귀리를 분쇄한 후 압착시켜 만든 가공식품이다. 건조식품이다 보니 유통기한이 길고 상온에서 보관해도 크게 문제가 없다. 즉석밥도 유통기한이 1년 내외로 상당히 긴 편이기 때문에 보관이 쉽다. 그러나 생면이나 떡 같은 경우에는 냉동으로 보관하지 않으면 금방 상하기 때문에 주의해야 한다.

❸ 조리가 편한 것으로 먹자

요리를 잘하지 못하는 사람이라면 전자레인지만으로도 조리할 수 있는 구성이 좋다. 즉석밥 형태의 현미밥이나 이미 한 번 삶아져 나온 옥수수 등 간편식이 정말 많다. 채소도 요즘에는 다 손질되어 나온다. 슬라이스 양배추도 쉽게 구할 수 있다. 고구마가 다이어트에 좋다고 해서 매일같이 고구마를 20분씩 삶을 필요가 없다. 참고로 이야기하면 우리가 먹는 고구마에는 식이섬유가 별로 없다. 정확히 말하면 제거되어 있다. 고구마에 있는 식이섬유는 껍질 부분이나 꼭지 부분에 붙어 있다. 우리가 먹을 때 '퉤' 하고 버리는 줄기 부분이 바로 식이섬유다. 그걸 자르고 먹는다면 결국 식이섬유를 섭취하지 않은 것이다.

❹ 양을 조절할 수 있는 것을 먹자

탄수화물, 단백질, 지방 함량을 쉽게 가늠할 수 있는 음식을 고르자. 탄수화물 체크가 어려운 피자같은 음식보다는 말고 영양 정보표가 표기된 식품이 더 좋다. 직접 요리해 먹는다면 작은 전자저울을 이용하자. 매번 확인할 필요는 없다. 하지만 한 번쯤은 중량을 재 보고 팻시크릿과 같은 앱을 통해 칼로리와 영양 성분을 확인하자. 요즘에는 조리된 즉석밥도 중량별로 세분되어 있다. 120g, 160g, 180g, 200g, 210g으로 다양하다. 본인이 섭취해야 하는 양을 선택하자.

탄수화물 순위 리스트

가장 섭취하기 좋은 우선순위의 탄수화물은 채소를 포함한 현미와 보리, 귀리 같은 통곡물 위주의 식사를 하는 것이 좋다.

- 매우 나쁨 : 액상 과당이 들어 있는 커피, 콜라, 과일 주스, 자양강장제 등 의 액체 음료
- 나쁨 : 무가당 과일 주스, 설탕 든 빵이나 과자 등의 고체형 식품
- 나쁘지 않음 : 당분이 많이 함유된 과일, 흰쌀밥, 흰 빵, 우동, 구황 작물 등
- 괜찮음 : 듀럼밀 파스타, 껍질째 먹는 사과, 건면 등
- 매우 좋음 : 채소, 현미, 보리, 귀리 등

탄수화물,
얼마나 먹어야 할까

탄수화물을 얼마나 먹어야 하는지는 사람마다 다르다. 모든 신체적 환경이 같은 두 사람이 있다고 가정해 보자. 키, 체중, 근육 발달 상태, 체지방률이 똑같은 사람은 기초 대사량도 같을 것이다. 다만 한 가지 다른 게 있는데 바로 활동량이다. 한 남성의 직업은 일반적인 사무직 회사원이고, 다른 남성의 직업은 택배 집배원이다. 이때 두 사람이 같은 양의 탄수화물을 먹으면 똑같은 외적 변화가 일어날까?

당연하게도 그럴 순 없다. 활동량에 따른 에너지 사용량에서 차이가 나기 때문이다. 집배원의 경우에는 하루에 적어도 3만 보 이상을 걸을 것이며 힘을 써야 해서 살이 찔 틈이 없을 것이다.

일뿐만이 아니다. 주위를 둘러보면 가만히 앉아 있지 못하는 사람들이 있다. 이런 사람들의 특징은 매우 부산스러우며 뭔가에 집중하지 못해서 주변에 뭇매를 맞는다. 하지만 이런 사람들은 대개 마른 편이다. 부산스러운 행동마저도 '활동'이기 때문이다.

반면 정적인 생활을 이어 나가는 사람은 과체중이 될 확률이 높다. 하루에 소모하는 칼로리가 비교적 낮기 때문이다. 그래서 평소 정적인 활동을 하는 사람들은 일반적인 사람들에 비해 섭취량을 조금은 줄여야 한다.

여기에 취미 활동으로 '운동'을 하는 사람들이 있다. 테니스나 수영, 헬스를 즐기는 사람이라면 각각 소모되는 에너지량이 많아지기 때문에 조금 더 생각할 게 많아진다.

이처럼 같은 환경 조건을 가지고 있더라도 일, 생활 습관, 운동 수행 정도에 따라 탄수화물 섭취기준이 달라진다. 그냥 적게 먹으면 되는 것이 아니냐고 생각할 수도 있지만 절대 그러면 안 된다. 식사할 때마다 옆에 전자저울을 두고 1g 단위로 정확하게 계량하지는 않더라도 본인의 신체 조건과 활동량을 고려한 적절한 에너지 섭취량을 아는 것은 매우 중요하다.

얼마나 먹어야 할까

❶ 한국인 영양소 섭취기준의 관점

《2020 한국인 영양소 섭취기준》에 따르면 55~65% 사이의 중량으로 탄수화물을 섭취하라고 제안했다. 제안된 수치만큼을 섭취하였다고 가정해 보자. 다이어트를 하는 일반적인 성인 남성은 2,100kcal, 성인 여성은 1,700kcal는 꼭 먹어야 한다.

그렇다면 총 에너지양의 60%를 탄수화물로 섭취한다고 했을 때, 남성은 315g의 탄수화물을 섭취하고, 여성은 255g의 탄수화물을 먹으면 된다. 즉석밥 200g의 탄수화물은 대략 63g의 탄수화물이 포함되어 있어서 남성이라면 즉석밥 5공기, 여성이라면 약 4공기를 섭취하라는 뜻이다. 너무 많지 않은가? 그래서 본인의 생활 습관과 운동량을 조사해 본 후 탄수화물 섭취량을 조절해야 한다.

일반적으로 사무직의 직장인이라면 탄수화물은 전체 칼로리에 대비하여 약 40%의 칼로리를 추천하고 여기에 운동을 주 1회씩 늘릴 때마다 총 칼로리 섭취량은 50kcal씩, 탄수화물 비율은 3%씩 늘리는 방법을 추천한다.

예를 들어 '사무직이며 운동을 주 3회 하는 여성이다'라고 가정한다면 총 1,700kcal에서 운동한 만큼의 칼로리인 대략 150kcal를 추가로 섭취하여 일일 1,850kcal의 49%인 대략 210g의 탄수화물을 섭취하면 된다. 복잡해 보이지만 전혀 그렇지 않다. 다음의 표를 참고하여 1g 단위씩 맞춰 보지 말고 대략 계산해 본 후 본인이 하루 섭취해야 할 탄수

목표 섭취 칼로리	탄수화물 섭취량					
	40%	45%	50%	55%	60%	65%
1,500kcal	150g	169g	188g	206g	225g	244g
1,700kcal	170g	191g	213g	234g	255g	276g
1,900kcal	190g	214g	238g	261g	285g	309g
2,100kcal	210g	236g	263g	289g	315g	341g
2,300kcal	230g	259g	288g	316g	345g	374g
2,500kcal	250g	281g	313g	344g	375g	406g
2,700kcal	270g	304g	338g	371g	405g	349g
3,000kcal	300g	338g	375g	413g	450g	488g

2020 한국인 평균 에너지 섭취량(kcal/일) 및 에너지 필요 추정량

나이	일일 에너지 필요 추정량		나이	일일 에너지 필요 추정량	
	남자	여자		남자	여자
1~2	900kcal		19~29	2,600kcal	2,000kcal
3~5	1,400kcal		30~49	2,500kcal	1,900kcal
6~8	1,700kcal	1,500kcal	50~64	2,200kcal	1,700kcal
9~11	2,000kcal	1,800kcal	65~74	2,000kcal	1,600kcal
12~14	2,500kcal	2,000kcal	75이상	1,900kcal	1,500kcal
15~18	2,700kcal	2,000kcal			

화물을 알아보길 바란다.

❷ 사망률의 관점

탄수화물을 너무 적게 먹어도, 많이 먹어도 사망률은 올라간다. 미국의 성인 432,179명을 추적해 본 결과 탄수화물 섭취 비율이 50%에 가까울수록 사망 비율이 낮다는 것을 확인할 수 있었다. 그리고 탄수화물 섭취 비율이 40% 이하거나 60% 이상이었을 때는 사망률을 높인다는 결과를 보였다.

탄수화물을 적게 섭취하면 글리코겐의 감소로 쉽게 피로해지며 전반적인 운동 능력이 떨어진다. 반면 탄수화물을 너무 많이 섭취하면 비만, 당뇨, 고혈압, 심혈관 질환 등의 성인병 발병률이 올라갈 수 있다.

개인적으로 추천하는 탄수화물 섭취량은 일일 총 칼로리의 45~65% 정도 되는 양이다. 하루에 섭취하고 있는 칼로리량이 1,900kcal라고 가정한다면, 214~309g의 탄수화물이 필요하다. 하지만 많은 사람이 그만큼 섭취하지 않는다. 하루 세 끼 210g짜리 즉석밥 1개를 먹어도 약 200g의 탄수화물을 섭취하게 된다.

다시 말하면 하루에 즉석밥 3개를 먹는다고 해도 탄수화물 비율로 따지면 약 42%의 탄수화물을 섭취하게 된다는 것이다. 혹시 자신이 밥을 먹지 않거나 면이나 빵, 떡 등의 기타 탄수화물 섭취를 제한하고 있는 것은 아닌지 생각해 보자.

❸ 나에게 꼭 맞는 탄수화물 섭취량

사람에 따라 에너지 필요 요구량에 차이가 있다. 그
래서 사람마다 섭취해야 할 탄수화물 섭취량은 다르
다. 이와 같은 문제를 해결하고자 칼로리 계산기를 활
용한다. 칼로리 계산기를 사용하면 성별, 키, 체중, 하는 일, 활동 수준
에 따라 본인의 섭취 정도를 알아볼 수 있다. 정확히 설계된 탄수화물
섭취량이 궁금하다면 QR코드를 찍어서 확인해 보자.

요요는 탄수화물 섭취에서 온다

왜 요요가 올까? 다이어트가 되었다가 다시 살이 찌는 이유는 간단하
다. 실제로 다이어트가 된 것이 아니기 때문이다. 그렇다면 체중이 빠
진 건 뭘까? 체내 수분이 빠진 것이다. 여러 번 말했던 것처럼 섭취를
통해 포도당이 증가하면 이를 붙잡아 두기 위하여 혈액 속 포도당을
글리코겐의 형태로 근육과 간에 보내 저장시킨다. 사람의 근육 발달
정도에 따라 다르지만, 글리코겐은 근육과 간에 약 400~500g 정도 저
장되어 있다.

여기에서 문제가 발생하는데 글리코겐 1g은 수분 3g과 결합하여
근육에 저장된다. 예를 들어 평소에 식사를 잘하고 다녀서 항상 글리
코겐을 500g씩 채워 놓고 다닌다면 수분 1.5kg을 합쳐 2kg의 체중이
불어 있는 상태다.

반면 다이어트를 시작하고 탄수화물을 1주일만 적게 먹더라도 체내 글리코겐을 계속해서 소모하게 된다. 이를 통해 최대 2kg의 수분과 글리코겐이 손실되고, 여기에 염분까지 줄이는 다이어트를 하면 부기와 소변으로 배출되는 양 3kg까지 고려하여 1주일 만에 5kg 정도 감량할 수 있다. 하지만 이것은 잠깐 수분이 배출되어 체중이 줄어든 것이다. 다시 탄수화물을 잘 먹게 되면 하루도 안 되어 이전의 몸무게로 돌아갈 것이다.

저탄수화물 고지방식이는 괜찮은가

'저탄고지' 혹은 '키토제닉'이라는 말을 들어 본 적 있는가? 최근 많은 사람이 저탄수화물 다이어트를 하고 있다. 저탄수화물 식단을 하는 사람들은 하루에 섭취하는 전체 탄수화물 양이 25g에서 100g까지 다양하다. 그중 '카니보어'라고 불리며 육식만 하고 탄수화물은 아예 섭취하지 않는 사람들도 있다.

저탄수화물 다이어트는 케톤체를 많이 발생시키는 데에 초점이 있다. 그럼 케톤체는 무엇일까? 탄수화물을 극단적으로 줄이면 나오는 물질이다. 케톤체가 나오는 이유는 뇌를 보호하기 위함이다. 장기간 탄수화물이 부족한 사람은 활동할 수 없다. 케톤체는 포도당 부족 상황일 때 나오며, 뇌의 주요 연료인 포도당을 대체하는 과정에서 나오는 대사산물이다.

인체는 하루에 대략 200g의 포도당을 사용한다. 그중에서 뇌가 필요로 하는 탄수화물의 양은 120g이다. 뇌세포 기능을 유지하려면 적절한 에너지 공급이 필요하다. 하지만 저탄수화물 다이어트를 한다면 이러한 기본적인 최소 섭취량도 고려하지 않게 된다.

신체는 그렇게 호락호락하지 않다. 부족한 포도당을 신체 내에서 어떻게든 생성하려고 하는데 이때 만들어지는 부산물이 케톤체이다. 케톤체에 관한 연구는 아직 활발히 진행되고 있다. 그래서 키토제닉에 대해 속 시원하게 말해 주고 싶지만, 찬성파와 반대파로 나뉘어 열렬히 싸우고 있는 게 현실이며 아직 정확하게 결론나지 않았다.

개인적으로 키토제닉은 단점이 더 많다고 생각한다. 왜냐하면 케톤 다이어트는 부작용이 있다.

첫 번째, 장기적인 탄수화물 고갈로 근육 손실이 온다. 결국 혈당 관리가 점점 어려운 몸이 된다.

두 번째, 체내 단백질을 포도당으로 새로 합성하여 사용하게 되는데 이러한 '당신생합성' 작용은 체내 요산 수치를 올린다. 올라간 요산 수치로 인해 통풍과 같은 신장병을 얻을 가능성이 커진다.

세 번째, 신장결석 이외에도 저혈압, 변비, 영양 결핍 및 심장병을 유발할 수 있으며 저탄수화물 섭취로 인한 사망률을 올릴 수 있다.

네 번째, 의학저널 <뉴트리션 앤 헬스>에 발표된 연구에서는 탄수화물의 섭취 비율을 35% 이하로 섭취한 특정 집단에서 남성 호르몬인 테스토스테론의 큰 저하가 있었다고 밝혔다.

단기간의 다이어트가 필요할 때는 저탄수화물 식단을 시도해 볼 수 있다. 하지만 장기간 저탄수화물 식단을 유지하는 것은 위험하다. 사람에 따라서 저탄수화물에 대한 반응도가 달라도 일일 탄수화물 섭취량을 120g 이하로 낮추는 일은 없도록 해야 한다.

단백질

단백질은 여러 가지 아미노산의 결합체다. 우리 몸만 해도 단백질의 종류는 수십, 수백만 개에 달한다. 그런 단백질은 총 21개의 아미노산에 의해 구성되어 있다. 집과 벽돌의 관계라고 생각하면 좋다. 집 짓는 법은 수십에서 수백만 가지지만 벽돌의 모양새는 몇 가지 되지 않는다. 우리가 알아야 할 사실은 단백질은 아미노산으로 이루어져 있다는 것이다.

단백질은 총 21개의 필수 혹은 비필수 아미노산으로 구분되어 존재한다. '필수 아미노산'은 9가지로 체내에서 합성되지 않는다. 그래서 반드시 음식을 섭취해야만 체내에 공급할 수 있다. '비필수 아미노산'은 신체에서 자연히 생성될 수 있는 12개의 아미노산을 말한다.

그렇다면 우리는 어떤 아미노산 섭취에 집중해야 할까? 바로 필수 아미노산이다. 필수 아미노산의 이름을 모두 알 필요는 없다. 하지만 필수 아미노산이 많이 들어 있는 식품이 무엇인지 알고 이를 섭취하는 것은 중요하다.

필수/비필수 아미노산 및 조건적 필수 아미노산*

필수 아미노산	비필수 아미노산	조건적 필수 아미노산**	조건적 필수 아미노산의 전구체
메티오닌	알라닌	아르기닌	글루타민/글루탐산, 아스파르트산
류신	아스파르트산	시스테인	메티오닌, 세린
이소류신	아스파라긴	티로신	글루탐산/암모니아
발린	글루탐산	글루타민	세린, 콜린
라이신	세린	글라이신	글루탐산
페닐알라닌		프롤린	페닐알라닌
히스티딘		타우린	
트레오닌			
트립토판			

* 메티오닌 : methionine, 류신 : leucine, 이소류신 : isoleucine, 발린 : valine, 라이신 : lysine, 페닐알라닌 : phenyalanine, 히스타딘 : histidine, 트레오닌 : threonine, 트립토판 : tryptophan, 알라닌 : alanine, 아스파르트산 : aspartic acid, 아스파라긴 : asparagine, 글루탐산 : glutamic acid, 세린 : serine, 아르기닌 : arginine, 시트룰린 : citrulline, 오르니틴 : ornithine, 시스테인: cysteine, 티로신: tyrosine, 글루타민: glutamine, 글라이신: glycine, 프롤린: proline, 타우린 : taurine, 콜린: choline
** 조건적 필수 아미노산 : 합성이 그 대사적 요구를 충족시키지 못할 경우 식이를 통한 공급이 필요한 아미노산

단백질의 역할

물과 지방을 제외하면 신체 대부분은 단백질로 구성되어 있다. 근육이나 피부, 손톱, 머리카락 등의 신체 조직을 단백질로 구성하고 있는 셈이다. 음식에서 흡수된 단백질은 분해와 합성의 과정을 거치고 지속적으로 제거되며 교체된다. 그래서 우리는 단백질을 매 끼니 잘 챙겨 먹어야 한다.

특히 3가지 상황에서 유용하다. 첫 번째, 청소년기와 같이 성장을 필요로 할 때, 두 번째, 노화로 인한 자연적인 근육 손실이 일어날 때, 세 번째, 근육 성장을 위해 근력 운동을 할 때다. 3가지 상황 모두 근육이 증가해야 하는 경우다. 이럴 때는 충분한 단백질 섭취를 하는 것이 중요하다. 다음은 고단백 식사를 지향하는 이유다.

❶ 근 합성을 돕는다

탄수화물과 지방은 주로 인체에서 에너지원으로 사용된다. 반면 단백질은 신체를 구성하는 역할을 한다. 운동을 하면 근육에 미세한 상처가 난다. 이것이 운동 다음 날 근육통이 생기는 이유다. 이때 우리 몸은 더 큰 힘이 있어야 한다는 것을 알아차린다. 그리고 식사를 통해 흡수된 단백질은 체성분으로 합성된다. 결국 우리 몸은 이전보다 더 강한 힘과 많은 일을 할 수 있도록 근육을 성장시킨다.

❷ 성인병을 예방한다

적절한 단백질 섭취는 당뇨 혹은 고혈압에 걸릴 확률을 낮춘다. 우리는 체내 혈당이 글리코겐으로 저장된다는 것을 탄수화물 편에서 다루었다. 글리코겐은 근육에 350~600g, 간에 약 60~90g씩 저장되어 있다. 눈치챘겠지만 사람마다 글리코겐 보유량은 다르다. 가령 같은 양의 식사를 하더라도 근육량이 많은 사람은 체내 글리코겐 저장량이 비교적 높아서 많은 양의 혈당을 글리코겐으로 저장할 수 있어 몸의 급격한 혈당 상승을 예방하고 인슐린 저항성을 개선하는 효과를 얻을 수 있다.

❸ 잔병을 줄여 준다

《2020 한국인 영양소 섭취기준》에 따르면 적정량의 단백질 섭취가 이루어지지 않으면 근육 감소 외에도 성장 지연, 면역력 저하, 인체 대사 조절 등의 신체 이상을 겪을 수 있다. 반대로 단백질 섭취를 잘하면 극심한 다이어트를 하는 사람들에게서 자주 나타나는 탈모 현상이나 무월경 등의 안 좋은 부작용을 일정 수준 방지할 수 있다. 물론 내 몸에 나타난 나쁜 현상을 단백질 하나만 먹어서 해결할 수는 없다. 단백질 외에도 탄수화물, 지방을 적절한 양으로 함께 섭취하고 충분한 휴식과 잠을 자면서 스트레스까지 관리해야 한다.

❹ 체지방을 줄여 준다

다양한 연구에 따르면 평소 식단에서 칼로리는 동일한 채 탄수화물이나 지방량은 줄이고 단백질 섭취량을 늘리는 것만으로도 체중 감량에 도움이 된다는 것을 밝혔다. 또한 단백질 섭취량이 많으면 포만감 유지에도 좋다. 결국 과도한 칼로리 섭취를 하지 않도록 돕는 셈이된다.

어떤 단백질을 선택하는 게 좋을까

좋은 단백질을 선택하는 방법은 다음 3가지를 고려하는 것이 좋다.

❶ 아미노산 스코어(PDCAAS)

세계보건기구(WHO)에서 만든 PDCAAS(단백질 소화율 교정 아미노산 점수)는 단백질의 품질을 판단하는 중요한 지표다. 1점에 가까울수록 필수 아미노산을 모두 포함한 완벽한 단백질이라고 생각하면 된다. 사실상 1점을 받거나 그에 준하는 점수를 얻은 단백질은 매일 먹어도 좋은 단백질 급원이다.

PDCAAS에서 가장 높은 평가를 받은 1점 품목들을 살펴보면, 달걀흰자, 대두 단백질, 유청 단백질이 있다. 놀라운 것은 단백질 보충제가 필수 아미노산을 모두 포함하고 있다는 점이다. 유청 단백질은 우유를 통해 치즈를 만들 때 여과되는 유청을 단백질로 가공한 것이기 때문에 우유를 통해 만들어진 식품이라고 보는 게 합당하다.

음식명	단백질의 PDCAAS 값
달걀흰자	1.00
대두 단백질(콩 단백질)	1.00
유청 단백질(우유 단백질)	1.00
소고기	0.92
병아리콩	0.78
검정콩	0.75
완두콩	0.64
땅콩	0.52
쌀	0.50
밀가루	0.42

❷ 동물성 단백질 vs 식물성 단백질

PDCAAS에서 동물성 단백질은 대개 1점에 가깝다. 반면 식물성 단백질은 비교적 낮은 점수임을 확인할 수 있다. 이는 식물성 단백질에서 몇 가지 아미노산이 충분하지 않을 수 있기 때문이다.

그럼 '식물성 단백질이 동물성 단백질에 비해 안 좋은 것 아니냐?'라는 의문을 품을 수 있다. 하지만 실생활에서는 단백질 급원을 하나만 먹지 않는다. 밥을 포함한 두부, 각종 콩, 김치, 과일 등 다양한 식물성 단백질을 혼합하여 섭취하기 때문에 식물성 단백질을 섭취하는 것으로도 충분한 단백질 섭취를 할 수 있다. 동물성 단백질을 많이 섭취하면 심혈관 질환 사망률이 증가하기도 한다. 반면 식물성 단백질 위주로 섭취하면 심혈관 질환으로 인한 사망률을 줄일 수 있음을 수많은 연구 논문을 통해 확인할 수 있다.

이러한 이유로 최근에는 WHO 산하 국제암연구소(IARC)에서도 적색육을 2A군 발암 물질로 규정하였다. 동물성 단백질인 적색육보다는 두부, 콩 등을 포함한 식물성 단백질을 섭취하자. 혹은 동물성 단백질 중에서도 닭, 참치, 꽁치, 고등어 등을 포함한 백색육으로 단백질을 섭취하는 것을 권장한다.

❸ 가성비와 편의성

많은 운동인이 닭가슴살을 먹는 이유는 단순하다. 가격이 싸고 접근성(편의성)이 좋기 때문이다. 어디서든 구할 수 있고 간단하게 조리할 수 있는데 사랑받지 않을 이유가 있는가?

반면 참치나 광어 같은 생선회는 보관과 유통이 어려워 마트에서 구하기 어렵다. 또한 손질도 어렵고 관리가 쉽지 않아 횟집이나 전문점에 가서 먹어야 한다. 한마디로 비싸다. 이렇게 같은 중량을 대비하였을 때 닭가슴살과 생선회의 가격 차이는 몇십 배 차이가 난다. 현실적인 상황을 고려하여 닭가슴살을 선택할 뿐이다.

다음은 자주 섭취하는 좋은 단백질 급원을 고르는 방법이다.

첫 번째, 어디서든 구할 수 있어야 한다. 두 번째, 조리가 간단해야 한다. 세 번째, 음식 재료를 보관하기 쉬워야 한다. 단백질 급원은 탄수화물 급원에 비해 유통기한이 짧다. 그리고 잘못 조리하면 맛 부분에서 큰 차이가 난다.

3가지의 단백질 선택 요령에 따라 최고의 단백질 급원으로 달걀을 추천한다. 껍질로 이뤄져 있어 냉장 보관만 한다면 몇 개월 동안 보관하고 섭취할 수 있다. 또한 어디서든 구할 수 있다. 조리도 간편하다. 굽고 찌고 프라이를 하는 등 수백, 수천 가지의 레시피가 널려 있다. 본인이 가장 잘 다룰 수 있는 단백질 급원들을 체크해 두자. 다이어트에서 생각보다 중요한 건 요리 실력일지도 모른다.

자주 섭취하는 단백질 급원을 선택 요령에 따라 나열해 보면, 달걀, 소스 닭가슴살(간편식), 가시발린 냉동 고등어, 말린 오징어, 지방이 적은 돼지 앞다리, 뒷다리다. 본인의 라이프 스타일에 맞는 단백질 급원을 찾고 그 범위를 늘려가는 게 좋다.

다음의 표(72쪽)는 쉽게 구할 수 있는 단백질 급원의 100g당 단백질 함량이 높은 순으로 나열한 것이다. 지금이라도 단백질 급원들을 갖추어 매 끼니 식단에 올려 보자.

단백질 주요 급원 식품(100g당 함량)*

순위	급원 식품	함량(g/100g)	순위	급원 식품	함량(g/100g)
1	백미	9.3	16	새우	28.2
2	돼지고기(살코기)	19.8	17	고등어	21.1
3	닭고기	23.0	18	오징어	18.8
4	소고기(살코기)	17.1	19	요구르트(호상)	5.2
5	달걀	12.4	20	명태	17.5
6	우유	3.1	21	밀가루	10.3
7	두부	9.6	22	떡	3.7
8	멸치	49.7	23	샌드위치/햄버거/피자	9.6
9	빵	9.0	24	가다랑어	29.0
10	햄/소시지/베이컨	20.7	25	간장	7.4
11	배추김치	1.9	26	어묵	11.4
12	라면 (건면, 스프 포함)	8.6	27	보리	8.5
13	국수	7.3	28	된장	13.7
14	돼지 부산물(간)	26.0	29	현미	6.3
15	대두	36.1	30	소 부산물(간)	29.1

* 2017년 국민건강영양조사의 식품별 섭취량과 식품별 단백질 함량(국가표준식품성분표 DB) 자료를 활용하여 단백질 주요 급원 식품 상위 30위 산출

단백질,
얼마나 먹어야 할까

보건복지부에서 발표한 《2020 한국인 영양소 섭취기준》에 따른 국내 성인 일일 단백질 권장 섭취량은 체중 1kg당 0.91g이다. 예를 들어 80kg의 남성이라면 매일 약 73g의 단백질을 섭취하면 된다. 60kg의 여성은 약 55g을 먹으면 된다. 주의해야 할 점은 단백질의 전체 무게가 아니라 수분 또는 탄수화물이나 지방 무게를 제외한 순수 단백질 함량을 뜻한다. 보통 100g의 소, 돼지, 닭고기에서는 약 20g 정도의 단백질을 섭취할 수 있다.

다이어트와 근육 증가를 위해 섭취해야 한다

국내 성인의 단백질 권장 섭취량은 체중 1kg당 단백질 0.94g이다. 이것은 포괄적인 성인에게 제안된 단백질 섭취량이다. 개인마다 고려할 것이 천차만별이기에 1kg당 0.94g이라는 단백질 권장량이 나왔다. 이는 성별, 나이, 질병의 유무, 활동량, 추가 운동량 등을 고려하여 국민 평균적으로 제안된 양이다.

그래서 다이어트를 하고 싶다면 더 많은 양의 단백질을 섭취해야 한다. 근육 증가를 원한다면 더더욱 많은 양의 단백질을 섭취해야 한다. 섭취해야 하는 양을 미리 말하자면 체중 1kg당 1.62g의 섭취가 근육을 키우는 데 가장 합리적이다.

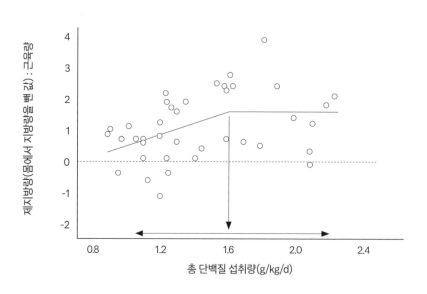

2018년 맥마스터대학교에서는 건강한 성인을 대상으로 한 단백질 섭취량에 관련된 총 49개의 연구를 분석하고 1,800여 명의 사례를 정리하였다.

그래프를 자세히 살펴보면 체중 1kg당 0.9g에서 1.6g까지는 의미 있는 근육량의 증가를 확인할 수 있었다. 이후 1.6g에서 2g까지의 구간에서는 추가적인 단백질 섭취에 비해 의미 있는 근육량의 증가가 관찰되지 않았다.

그래서 본인의 활동량과 운동량을 잘 파악한 후 다음의 표를 참고하여 체중 1kg당 1~1.6g까지의 섭취를 제안한다.

- 운동을 하지 않는 일반적인 성인 - 체중 1kg당 1g(체중 70kg인 경우 하루에 약 70g의 단백질 섭취)
- 주 1~2회 운동하는 성인 - 체중 1kg당 1.2g(체중 70kg인 경우 하루 약 84g의 단백질 섭취)
- 주당 3~4회, 1시간의 운동하는 성인 - 체중 1kg당 1.4g(체중 70kg인 경우 하루 약 98g의 단백질 섭취)
- 주당 5회 이상, 1시간 이상 운동하는 성인 - 체중 1kg당 1.6g(체중 70kg인 경우 하루 약 112g의 단백질 섭취)

매일 단백질을 섭취해야 한다

단백질은 필수 영양소로 매일 섭취해야 한다. 본인이 주에 1~2회라도 꾸준히 운동하고 있다면, 운동하지 않는 휴식의 순간에도 체내에서는 근육 합성이 이뤄지고 있다.

강조하고 싶은 것은 운동을 쉬는 시간에 비로소 근육이 자란다는 것이다. 그래서 쉬는 시간에도 근육 합성을 위해서는 본인이 설정한 단백질 섭취를 매일 지켜야 한다. 70kg의 성인 남성도 체중 1kg당 1.6g인 일일 총 목표 단백질 섭취량인 112g을 섭취하기 위해서는 매일 닭가슴살 4.5개 이상을 섭취해야 한다.

근육 생성에 필요한 단백질을 매일 챙기는 게 보통 일은 아니다. 특히 체중이 100kg 이상 나가는 사람들이 근 합성을 최대로 하고 싶다고 한다면, 정말 많은 단백질을 요구한다. 예를 들어 체중 120kg 남성이라면 하루에 섭취해야 할 단백질은 약 192g으로 하루에 닭가슴살 8개 이상 분량의 단백질을 섭취해야 한다. 앞서 살펴본 고단백 식단이 가져오는 여러 이점을 생각해 보면 1kg당 1.6g의 단백질 섭취를 권장하고 싶다.

다만 일상생활을 하면서 매일 이렇게 상당한 양의 단백질을 섭취하는 건 일반인에게 무리가 있다. 이럴 때 단백질 보충제를 이용하기도 한다. 자신에게 맞는 단백질 섭취 방법을 찾아가길 바란다.

과체중, 비만인의 단백질 섭취량을
조절해야 한다

비만인이라고 하더라도 단백질 섭취량에 관련한 제안은 변하지 않는다. 근육을 단련하고 싶다면 체중당 1.6g의 단백질을 섭취하는 것이 좋다. 하지만 이는 어느 때나 근력 운동을 전제로 한 근 합성을 목표로 할 때의 섭취량이다.

운동은 2가지로 나눌 수 있다.

첫 번째, 근 합성을 위한 바벨 및 덤벨 운동과 같은 근력 운동, 두 번째, 근지구력 및 체지방 제거를 위한 달리기와 같은 유산소 운동이다. 이 중에서 비만인이라면 근력 운동을 포함한 유산소 운동 위주로 운동할 것을 권하고 싶다.

예를 들어 1주일에 유산소 운동을 4회, 근력 운동을 1회 이하로 하는 것이다. 이렇게 하면 근 합성보다는 체지방 분해에 운동 목적이 있어서 근 합성을 위한 체중당 1.6g의 단백질이 필요하지 않다. 단백질 1g은 4kcal로 탄수화물과 같은 수치다. 단백질도 과잉되면 체지방으로 전환된다. 그래서 유산소 운동의 비율이 높다면 근 성장을 목표로 한 근력 운동을 할 때 섭취했어야 할 단백질 양(체중 1kg당 1.6g)보다 조금 더 낮은 수준인 체중당 1.2~1.5g 사이에서 단백질 섭취를 하는 것이 합리적이다.

노인은 더 많은 단백질을
섭취해야 한다

특별히 근력 운동을 하지 않는다면 30대 이후부터 근육 증가량이 더뎌지고, 40대 이후부터는 근감소증이 시작되어 나이가 들면서 급격히 근육량이 줄어든다. 그래서 젊은이보다 더 많은 양의 단백질을 섭취해야 한다.

하지만 실상은 그렇지 못하다. 나이를 먹어감에 따라 소화 기능도 덩달아 약해지기 때문이다. 그래서 소화에 어려움이 있다는 이유로 단백질과 지방을 제외한 채식이나 소화가 빠른 탄수화물 위주의 식습관이 만들어질 수 있다. 그런데 이는 영양 불균형으로 이어져 근육 감소를 더욱 가속화할 수 있다.

2019 아시안 영양학회에서 캐나다 맥마스터대학교의 스튜어트 필립 교수는 '노년기에 필요한 단백질 섭취량은 체중 1kg당 1.2g이다'라고 주장했다. 앞서 이야기한 국내 성인 단백질 섭취 제안량은 체중 1kg당 0.91g인데, 이보다 30% 이상 많은 수치를 제안한 것이다.

소화 기관에 문제가 없다면, 노년에 접어들수록 더 많은 단백질을 섭취해야 한다. 소화 기관에 문제가 있다면, 식사 시간을 조절하거나 잘 씹는 방법을 연구하는 등의 소화 능력을 기를 수 있도록 노력해야 한다.

4주 만에 체지방은 줄이고
근육량을 늘리는 방법

체지방은 줄이고 근육량은 늘리는 '상승 다이어트'라는 개념이 있다. 모든 이들이 원하는 꿈같은 이야기다. 얼마나 좋은가? 살도 빠지면서 원하는 형태의 몸매를 가꿀 수 있다면 말이다. 실제로 상승 다이어트는 운동을 이제 막 시작한 초보자 또는 매우 집중력 있고 완벽한 훈련을 한 일부 사람에게서 나타날 수 있다.

전제되는 조건은 영양과 수면을 얼마나 효과적으로 챙겼는가이다. 상승 다이어트에 관한 이야기는 2016년 미국영양학회에 실린 Am J clin nutr 박사의 연구에서 확인할 수 있었다. 결론만 이야기하면 '저단백 식사'를 했을 때보다 '고단백 식사'를 했을 때 체지방량은 감소하면서 근육량은 증가한다는 사실을 확인할 수 있었다.

실험 내용을 자세히 살펴보면, A그룹과 B그룹으로 나누어 모든 실험 참가자들에게 일일 칼로리 섭취량의 60%에 해당하는 식단을 주었다. 이는 저칼로리 식단이라고 할 수 있다. 그중에서 A그룹은 체중 1kg당 1.2g의 단백질을 섭취하게 했고, B그룹은 체중 1kg당 2.4g의 단백질 섭취를 하게 한 뒤 4주간 추적 관찰하였다.

그 결과 A그룹은 3.5kg의 지방 감량에 성공하였고, B그룹은 무려 4.8kg의 감량에 성공한 것을 확인할 수 있었다. 즉 지방 감량에 있어서 고단백 섭취를 한 B그룹이 A그룹에 비해 1.3kg 더 많은 체지방 감량에 성공할 수 있었다. 더군다나 근육량을 유지하는 데에 그친 A그룹에 비해 고단백 식단을 한 B그룹은 근육량마저 1.2kg 증가하였다.

우리가 이 실험에서 주목해야 할 점은 비교적 저단백 식단이라고 설정한 A그룹 또한 한국인 단백질 권장 섭취량(1kg당 0.94g)에 130%를 상회하는 체중 1kg당 1.2g을 섭취했다는 것이다. 이 수치는 70kg의 성인 기준으로 매일 84g씩 단백질을 섭취했다는 뜻이다. 닭가슴살로 바꿔 이야기하면 매일 3.5개씩을 섭취한 꼴이며, 매 끼니당 1개 이상의 닭가슴살 분량의 단백질을 섭취했다는 뜻이 된다. 일일 섭취량의 60%인 저칼로리 식단을 하면 이렇게 된다. 꽤 많은 단백질을 섭취한다고 해도 지방은 감량할 수 있다. 하지만 근육을 단련하기엔 어려울 수 있다.

한 끼에 몇 g의 단백질을 먹으면 좋을까

우리 몸은 한 끼에 약 5g의 단백질만으로도 근육 단백질 합성을 자극할 수 있다. 그러나 단백질의 이상적인 섭취량은 한 번에 20~30g 사이를 섭취하는 것이다. 이를 확인하기 위해 2019년에 발표한 연구를 살펴보자. 이 연구의 실험에서는 빠르게 소화하고 흡수되는 단백질 보충제를 각각 20g, 40g 섭취하게 하였다. 그 뒤 근육 단백질 합성(MPS)이 얼마나 되는지를 테스트해 보았다.

단백질 섭취량이 2배나 차이가 나기 때문에 근육 단백질 합성 또한 2배가 되는 것을 예상하였을 것이다. 하지만 실상은 그렇지 않았다. 빠른 흡수가 되는 유청 단백질을 20g을 섭취했을 때보다 40g을 섭취하였을 때의 근육 단백질 합성은 대략 15% 정도 증가하였다. 일반식처럼 느린 흡수가 동반된 단백질의 경우에는 20g을 섭취했을 때보다 40g을 섭취하였을 때 단백질 합성이 약 60% 증가하였다. 이를 통해 달걀흰자나 단백질 보충제처럼 소화와 흡수가 빠른 형태의 단백질은 20g을 섭취하는 것이 좋고, 일반식을 먹을 때에는 40g을 섭취하는 것이 좋다는 뜻이 된다.

일반적인 단백질 보충제의 1 스푼(제공된 스푼의 1회 계량된 양)에 20g 정도의 단백질이 들어 있는 이유가 바로 이것이다. 일상생활에서 단백질을 많이 섭취하겠다고 2 스푼씩 단백질 보충제를 이용하는 경우가 있는데, 많이 먹어도 남는 양은 간에서 대사되어 소변으로 배출될 가능성이 크다. 무엇이든 적정량을 섭취하는 것이 좋다.

- 근 성장을 위한 최적의 단백질 섭취량은 체중 1kg당 1.6g이다.
- 한 끼니당 20~40g 사이의 식사를 섭취한다.
- 식사는 체중당 0.4g의 단백질을 3~4끼 섭취하는 것을 목표로 한다.

  50kg × 0.4g = 끼니당 20g 섭취(닭가슴살 0.8개) [목표값 80g]

  60kg × 0.4g = 끼니당 24g 섭취(닭가슴살 1개) [목표값 96g]

  70kg × 0.4g = 끼니당 28g 섭취(닭가슴살 1.2개) [목표값 112g]

  80kg × 0.4g = 끼니당 32g 섭취(닭가슴살 1.4개) [목표값 128g]

  90kg × 0.4g = 끼니당 36g 섭취(닭가슴살 1.6개) [목표값 144g]

  100kg × 0.4g = 끼니당 40g 섭취(닭가슴살 1.8개) [목표값 160g]

  110kg × 0.4g = 끼니당 44g 섭취(닭가슴살 2개) [목표값 176g]

단백질 섭취량은 많을수록 좋을까

단백질 섭취량은 많을수록 좋을까? 단백질 섭취량과 근육량 증가를 확인하기 위해 100여 건의 실험으로 5,411명의 데이터를 분석한 메타분석 결과가 있다. 결론부터 이야기하면 단백질 섭취량을 늘릴수록 미세하게나마 조금씩 근 합성량이 많아졌다. 체중당 3g의 단백질 섭취를 할 때까지 말이다. 이 연구의 재밌는 점은 다양한 데이터 표본을 참조하여 진행된 연구라는 점이다. '운동한' 그룹과 '운동하지 않은' 그룹으로 나누어 실험을 진행했다. 운동을 하지 않아도 단백질만 많이 먹는다면 근육량이 상승했다.

그렇다면 일상생활에서 단백질은 무조건 많이 먹을수록 좋을까? 그렇지는 않다. 과다 섭취된 단백질은 체지방으로 전환된다. 본인 생활 습관에 맞는 적당량의 단백질을 먹어야 한다. 앞의 연구는 부작용이나 지방 저장에 대한 개념은 생략한 채 '근 합성'의 관점에서만 다룬 연구다.

단백질이 과할 때
일어날 수 있는 부작용

텍사스주립대학교의 Guoyao Wu 박사는 2016년 〈food&function〉 저널을 통해 체중 1kg당 2g 이상의 고단백질 섭취를 장기간 지속한다면 소화기, 신장, 혈관 이상을 유발할 수 있으므로 피해야 한다고 이야기하였다. 또한 신체 활동량에 따라 각각 체중 1kg당 1~1.6g 사이의 단백질 섭취를 권하였다. 그뿐만 아니라 신체 구조의 성장과 발달 그리고 건강을 위해 여러 종류의 단백질과 고품질의 단백질을 골고루 먹는 것이 중요하다고 덧붙였다.

우리는 앞에서 소개한 다양한 연구를 통해 단백질은 많이 먹을수록 근육량 증가에 이롭다는 사실을 알게 되었다. 하지만 Guoyao 박사는 고단백 섭취의 부작용을 암시하였다. 목표에 따라서 적절한 단백질을 꾸준히 섭취해 주는 편이 좋다. 뭐든 과하면 탈이 난다.

❶ 간에 부담을 줄 수 있다

'단백뇨'라고 들어 본 적 있는가? 소변에 단백질이 많이 포함되어 있을 때 나오는 말이다. 일단 우리 몸은 단백질이 과하게 섭취되면 간 또는 혈액에 아미노산이 넘치게 된다. 이 넘치는 아미노산은 탄수화물로 바뀌어서 에너지원으로 사용되거나 지방으로 바뀌어 저장된다.

단백질이 탄수화물이나 지방으로 전환되는 과정에서 분자 구조를 바꿔야 하는데, 이때 간에서 '탈 아미노화 과정'이 일어난다. 간단히 말하면, 탈 아미노화란 아미노산에서 아민기를 떼는 일이다. 떼어진 아민기 부분은 요소나 요산과 같은 물질로 변환되고 소변으로 배출된다. 결국 단백질을 많이 먹으면 체내에 요소와 요산이 생긴다는 이야기다.

그리고 아민기를 뺀 나머지 부분은 탄수화물이나 지방으로 전환된다. 다시 한번 강조하지만 넘치는 단백질은 탄수화물과 지방으로 변한다. 이러한 과정은 '간'에서 이루어진다. 단백질 과다 섭취는 간에 부담을 준다는 사실만 꼭 기억하자.

❷ 골밀도가 낮아질 수 있다

단백질 부족뿐만 아니라 과잉 섭취일 때에도 골밀도에 해로울 수 있다. 과도한 단백질 섭취로 인한 노폐물이 몸에 쌓였을 때 골밀도가 낮아진다. 노폐물을 중화하기 위해 뼈에서 칼슘을 빼 오기 때문이다. 따라서 고단백 식사를 할 때는 충분한 칼슘을 섭취하는 것이 권장된다.

다만 칼슘을 너무 많이 먹었을 때도 문제가 된다. 혈중 칼슘 농도가 과다하게 높아지면 소변으로 배출되는 칼슘양이 증가한다. 이는 신장이나 요로에 결석을 유발할 수 있다. 그래서 칼슘 섭취가 잦다면 물을 충분히 마시자. 적절한 수분 섭취는 칼슘을 최대한 희석하고 소변으로 방출시켜 신장결석과 요로결석을 예방할 수 있다.

❸ 신장(콩팥)에 부담이 된다

신장은 우리 몸의 필터라고 생각하면 좋다. 신장에 병이 있다면 노폐물의 배출이 원활하지 않아 위험할 수 있다. 앞서 이야기한 것처럼 아미노산을 분해하면서 떨어져 나온 아민기는 암모니아가 된다. 그리고 최종적으로 '요소'라는 물질로 바뀐 뒤에 신장을 거쳐 소변으로 배출된다.

암모니아와 요소는 대표적인 질소 노폐물이다. 독소라고 부를 정도로 우리 몸에 좋지 않다. 이러한 이유로 암모니아와 요소를 잘 배출해 주어야 한다. 이러한 물질들이 몸에 쌓이면 중독 증상을 일으킨다. 게다가 한번 상한 신장은 이식 말고는 답이 없다. 신장을 이식받지 못하면 평생 투석해야 한다.

신장병을 앓는 환자도 매우 많다. 전 세계 인구의 11%는 만성 콩팥병(신장 이상)을 앓고 있다. 국민건강보험공단(2023년 3월)의 공개 자료에 따르면 2011년 11만 8천 명에서 2021년 28만 2천 명으로 최근 10년 사이에 콩팥(신장)병 환자가 2배 이상 늘어난 것으로 나타났다.

만성 콩팥병을 앓는 사람의 비율은 20대에는 8%지만, 70세 이상이 되면 25%를 넘어간다. 나이를 먹어감에 따라 환자가 많아지는 병이다. 당뇨병이나 고혈압 등의 질환을 앓고 있다면 특히 위험하다. 당뇨병 환자 3~4명 중 1명꼴로 만성 콩팥병이 합병증으로 함께 발병되기 때문이다.

❹ 통풍이 발병된다

과거 왕이나 귀족들이 걸렸다고 하여 '제왕의 병'이라고 불리는 통풍을 아는가? 통풍은 체내 요산 수치가 올라가며 요산에 의해 발가락 관절에 염증이 쌓이면서 생기는 병이다. 그중에서도 엄지발가락 관절에 주로 발생하며 극심한 통증을 일으킨다.

요산은 요소보다는 비교적 독성이 낮은 물질이다. 그리고 체내의 '퓨린'이라는 물질이 분해되면서 생기는 최종 대사산물로 신장에서 배설되기도 한다.

퓨린은 다양한 음식에 들어 있다. 특히 동물의 간이나 곱창 같은 내장류의 음식이나 고등어 꽁치, 삼치 등의 등푸른생선에 많이 들어 있다. 또한 맥주에 많이 들어 있다. 그래서 신장 기능이 좋지 않은 사람이라면 통풍에 걸릴 가능성이 크기 때문에 퓨린을 많이 함유한 음식을 피해야 한다.

요산 수치를 낮추기 위해서는 평소 레몬 물을 자주 마시면 좋다. 2015년에 발표된 〈Nutritional and Lifestyle Medicine Center〉에서 E.K. Biernatkaluza 박사는 2013년 1월부터 6월까지 총 75명의 통풍 환자를 대상으로 2L의 물에 레몬 2개를 짜서 6주간 먹였다. 그 결과 요산 수치는 내려가고 소변의 산성도 수치는 적절해졌으며 신장 기능의 상승을 확인할 수 있었다고 한다.

통풍 주의 식품과 허용 식품

주의 식품		허용 식품
많은 식품(150~800mg)	중간 정도 식품(50~150mg)	적은 식품(0~15mg)
육류 내장 부위(심장, 간, 지라, 신장, 혀), 육즙, 생선류(멸치, 고등어, 정어리, 청어, 가리비 조개), 거위	육류, 가금류, 생선류, 조개류, 콩류(강낭콩, 완두콩), 채소류(버섯, 시금치, 아스파라거스), 맥주	달걀, 치즈, 우유, 곡류(오트밀, 전곡 제외), 빵, 과일류, 채소류(버섯, 시금치, 아스파라거스를 제외한 나머지 채소)
통증이 심할 때 제한	조절하여 섭취	자유롭게 섭취

×

단백질,
어떻게 먹어야 할까

보통 식사하거나 운동을 했을 때 근육 단백질 합성률이 높아진다. 2014년에 발표한 한 연구에 따르면, 단백질 합성 감도는 근육 트레이닝 후 1~3시간 사이에 가장 높아지고 그 이후 근육 단백질 합성률이 서서히 감소한다.

하지만 운동 강도에 따라서 근육 단백질 합성량의 시기나 강도는 더욱 길어질 수 있다. 간단히 말하면 강도 높은 운동을 하면 근육 합성을 더 많이, 더 오랫동안 한다는 뜻이다. 또한 한번 운동하면 최소 48시간 후까지 근육 단백질 합성이 지속된다고 밝혔다. 이 기간에 어느 시점에서든 식사하면 단백질 합성이 더욱 강화된다. 그래서 운동하는 사람들은 단백질과 운동 시간에 미쳐 있다. 이러한 기회들을 놓칠 수 없기 때문이다.

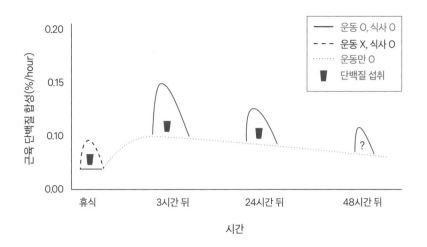

우리는 운동 직후 단백질 합성률이 가장 높다는 점을 인지하여 운동 후 단백질 섭취에 신경을 쓰면 된다. 가능하다면 다음 날과 운동 이틀째까지 단백질 합성 감도가 높기 때문에 꾸준히 단백질 섭취를 잘해 주면 좋다.

몇 시간마다 단백질을 섭취하는 것이 좋을까

근 비대를 극대화하기 위한 관점에서 식사의 빈도를 어떻게 하는 것이 좋을까? 2013년 호주의 로열멜버른공과대학의 Areta JL 박사는 훈련된 24명의 남성을 A, B, C그룹으로 나누어 총 80g의 단백질을 섭취하게 했는데 방법이 좀 특이하다. 그룹마다 단백질의 섭취량과 섭취 간격을 조절했다.

그룹 A : 단백질 40g을 / 2번에 나눠 / 6시간마다 섭취
그룹 B : 단백질 20g을 / 4번에 나눠 / 4시간마다 섭취
그룹 C : 단백질 10g을 / 8번에 나눠 / 1시간 30분마다 섭취

이 실험에서 단백질 합성률이 가장 높은 그룹은 B그룹이었다. 그 뒤를 이어 C그룹, A그룹 순으로 단백질 합성률이 높았다. 즉 20g씩을 4시간마다 섭취한 그룹이 단백질 합성률이 가장 높았다. 그래서 적정량의 단백질을 4시간마다 섭취하는 것이 가장 효과적이라고 말할 수 있다.

이 실험을 통해 추론할 수 있는 내용은 다음과 같다. 1일 1식은 근합성의 측면에서 좋지 못하다. 최근 들어 많은 사람이 1일 1식 또는 간헐적 단식을 많이 하고 있다. 하지만 이것은 근 합성을 위해 좋은 섭취 방법이 아니다. 많은 공복 시간을 가져가면서 어떻게 근 합성을 한다는 것인가? 한 끼니 먹을 때 몰아서 단백질을 섭취하더라도 효율이 높지 않다. 근 합성에 충분한 단백질을 섭취한다고 해도 신장 부담만 가중할 가능성이 크다. 이 실험에서 밝힌 것처럼 4시간마다 적절한 양의 단백질 식사를 목표로 하자.

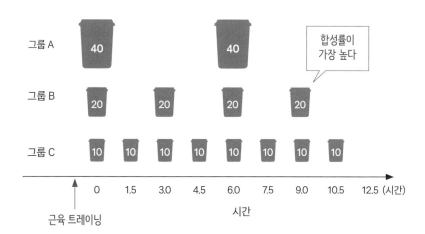

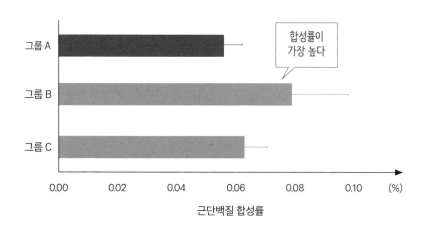

단백질 섭취량

- 한 끼니당 20~40g 사이의 식사를 섭취한다.
- 운동하지 않는 일반적인 성인 - 체중 1kg당 1g(체중 70kg인 경우 하루 약 70g의 단백질 섭취)
- 주 1~2회 운동하는 성인 - 체중 1kg당 1.2g(체중 70kg인 경우 하루 약 84g 의 단백질 섭취)
- 주당 3~4회, 1시간의 운동 하는 사람 - 체중 1kg당 1.4g(체중 70kg인 경우 하루 약 98g의 단백질 섭취)
- 주당 5회 이상, 1시간 이상 운동하는 사람 - 체중 1kg당 1.6g(체중 70kg인 경우 하루 약 112g의 단백질 섭취)

근육 단백질 합성이 높아지는 시기

- 식사 또는 운동 후 근육 단백질 합성률 최고
- 근육 트레이닝 후 1~3시간 사이에 단백질 합성 감도 최고
- 운동 후 최소 48시간 동안 근육 단백질 합성 지속

몇 시간마다 단백질을 섭취하는 것이 좋을까?

- 4시간 간격으로 단백질 섭취가 효과적
- 단백질 20g을 4시간마다 섭취한 그룹의 단백질 합성률 가장 높음

지방

지방은 쌓아 두고 사용하는 에너지원이다. 사람뿐만이 아니라 모든 생명체에 그러하다. 낙타의 등, 연어의 뱃살, 돼지의 삼겹살, 소의 등심처럼 말이다. 사람은 언제나 풍족하게 먹질 못했다. 사냥에 성공한 날에는 많은 섭취를 할 수 있었지만 어떤 날은 쫄쫄 굶었어야 한다. 그럼 과거의 인류는 어떻게 살아남았을까? 바로 지방이 도와준 것이다. 사람은 무엇이든 과하게 섭취하면 지방으로 저장한다. 지방 축적은 과거 먹을 것이 부족했던 시기에 아주 중요한 생존 방식이었다.

하지만 먹을 게 풍족해지고 현대인들의 활동량이 줄어들면서 지방이 문제가 되기 시작했다. 몸을 이용해서 일하는 사람들이 점점 줄고 이동 수단이 발달했다. 만나서 뛰놀던 아이들도 집에서 스마트폰으로 친구들과 만난다. 이러한 이유로 사용되지 못한 지방은 건강에 위협이될 정도로 축적만 되고 있다. 지방은 보관 후 사용되는 연료의 개념이기 때문에 다른 영양소보다 칼로리가 높다. 지방은 1g당 9kcal이다. 탄수화물과 단백질의 경우에는 4kcal지만 지방은 2배 이상의 칼로리를갖고 있다.

지방은 동물과 식물에서 얻을 수 있다. 동물성 지방은 해산물이나소, 돼지, 닭고기를 통해 섭취되는 지방을 말하는 것이고, 식물성 지방은 우리가 요리할 때 사용하는 콩기름, 옥수수 기름, 참기름, 들기름 등을 말한다.

섭취된 지방은 체내에서 중성 지방이라는 형태로 저장된다. 저장된중성 지방은 지방산으로 분해되어 에너지로 사용된다. 체내에 들어온지방은 세포막의 재료로 사용되거나 에너지로 활용되고 호르몬으로이용된다.

지방의 종류는 크게 포화 지방산과 불포화 지방산, 트랜스 지방산으로 나뉜다.

❶ 포화 지방산(Saturated Fatty Acids)

포화 지방산은 탄소 사슬에 단일 결합만 있는 지방산이다. 포화 지방산은 동물성 기름과 기름이 굳어진 고체 형태로 발견된다. 고온에서도 안정적이며 오랫동안 저장할 수 있다. 무엇보다 맛있다. 하지만 맛을 위해 너무 많은 포화 지방산을 섭취했을 때는 혈중 콜레스테롤 수치를 높일 수 있으며 심혈관 질환에 걸릴 수 있다.

❷ 불포화 지방산(Unsaturated Fatty Acids)

불포화 지방산은 탄소 사슬에 하나 이상의 이중 결합이 있는 지방산이다. 불포화 지방산은 보통 식물성 기름, 생선 및 견과류에서 얻을 수 있다. 혈중 콜레스테롤 수치를 낮추며 심혈관 건강에 도움을 주는 좋은 지방으로 알려져 있다. 크게 오메가3, 오메가6, 오메가9로 나뉘어 불리고 있다.

❸ 트랜스 지방산(Trans Fatty Acids)

트랜스 지방산은 식물성 기름을 통해 인공으로 만든 지방산이다. 대표적인 식품으로는 마가린이 있다. 트랜스 지방산은 식품의 신선도를 비롯해 편의성을 위해 사용됐으나 나쁜 콜레스테롤 수치를 높이고 좋은 콜레스테롤은 낮추는 등 심혈관 질환과 관련되어 있다. 건강을 위해 트랜스 지방산은 가능한 한 피하자.

다이어트를 할 때
지방을 섭취하는 이유

사람에게 반드시 필요한 3대 영양소는 탄수화물, 단백질, 지방이다. 그 중에서도 지방은 다이어트를 하는 많은 사람에게 경외시되는 경향이 있다. 다음은 지방을 섭취하지 않으면 생길 수 있는 상황에 대하여 알아보자.

❶ 포만감

지방을 적게 섭취하고 탄수화물과 단백질의 섭취 비율이 높다면 식사 이후 허기짐을 쉽게 느끼게 된다. 탄수화물과 단백질에 비해 지방은 느린 소화 시간이 필요하다. 우리가 한 가지 음식만 먹는 게 아니라 여러 음식을 함께 먹는다고 하면 우리 몸에서는 탄수화물, 단백질, 지방이 적절히 혼합될 것이다. 그래서 음식물의 소화 속도는 한 가지 음식을 먹을 때보다 훨씬 더 늦어지게 된다. 이는 혈당 수치가 급격하게 높아지지 않는 것을 비롯하여 포만감을 오래도록 가져갈 수 있다.

❷ 피로감

탄수화물, 단백질은 1g당 칼로리가 4kcal인데 비해 지방은 1g당 9kcal이다. 만약 우리가 식사할 때 지방 섭취를 제한한다면 섭취하는 전체 칼로리도 크게 낮아질 수 있는데, 섭취된 칼로리가 낮으면 체내에서는 에너지를 적게 사용하려고 하는 경향이 있다. 그래서 장기간 지방 섭취를 줄이고 칼로리 저하 상태에 있을 때는 신진대사가 낮아져 쉽게 피로함을 느낄 수 있다.

❸ 잔병치레

오메가3 지방산을 적게 섭취하면 면역체계에 이상을 일으키고 염증을 증가시킨다고 많은 영양학자가 말한다. 실제 대부분 현대인의 오메가3 섭취량은 매우 적은 편이기 때문에 서서히 면역 기능에 이상이 생겨 컨디션이 저하되거나 감기에 걸리는 등 잔병치레가 많다.

❹ 피부 건강

질 좋은 지방을 충분히 섭취하지 않으면 바로 느끼는 것이 피부가 건조해진다는 것이다. 개기름이라고 하면 부정적인 의미로 많이 생각하지만, 유분은 피부를 보호하기 위해서 우리 몸이 분비하는 매우 유익한 기름이다.

❺ 집중력과 뇌 건강

많은 임상 연구에 따르면 오메가3 지방산의 섭취는 뇌 건강과 인지 기능에 도움되는 것으로 많은 연구 결과들이 쏟아져 나오고 있다. 심지어 국제정신의학회에서는 우울증 증상의 개선을 위해 '생선을 더 많이 먹을 것'이라며 오메가3 섭취를 권장하고 있다.

어떤 지방을
먹어야 할까

포화 지방산과 불포화 지방산의 적정
섭취 비율은 1:2 혹은 1:3이다. 간단히 말하면 포화 지방을 1g을 먹으
면 불포화 지방은 2~3g을 더 먹어야 한다는 뜻이다. 불포화 지방산의
비율이 더 높은 상태로 음식을 섭취하길 전문가들은 권장하고 있다.

불포화 지방산은 '건강한 지방'으로 불린다. 그 이유는 불포화 지방
산이 실온에서 액체이기 때문이다. 불포화 지방산은 우리 몸속에 들어
와서도 액체 상태로 존재한다. 그리고 불포화 지방을 섭취하면 혈관
건강에 도움이 된다는 연구 결과들이 속속들이 드러나고 있다.

불포화 지방산에는 좋은 콜레스테롤(HDL)이 많이 들어 있다. 콜레
스테롤이라고 하면 떠올릴 수 있는 부정적인 이미지는 나쁜 콜레스테
롤(LDL)로, 혈관 벽에 노폐물을 쌓이게 해 동맥경화와 같은 심장 질환

을 일으킨다. 하지만 불포화 지방에는 좋은 콜레스테롤(HDL)이 들어 있어 나쁜 콜레스테롤(LDL)을 제거하는 역할을 한다.

쉽게 이야기하면 불포화 지방산은 혈관을 청소하는 지방이다. 이를 섭취함으로써 혈관 건강을 개선하는 것뿐만 아니라 염증까지 완화시킬 수 있다. 심장과 관련된 질환에서의 위험을 줄일 수 있다는 뜻이 된다.

불포화 지방산의 구성 형태

그럼 어떤 불포화 지방산을 먹어야 할까? 불포화 지방산에는 분자 구조의 결합 상태에 따라 대표적으로 오메가3, 오메가6, 오메가9가 있다. 오메가9는 체내에서 직접 만들어 낼 수 있다. 다시 말하면 음식을 통해 섭취하여 보충할 에너지원이 아니라는 말이다. 하지만 오메가3, 오메가6은 인체에서 생성되지 않기 때문에 반드시 섭취를 통해 공급해야 하는 에너지원이다.

❶ 오메가3 지방산(필수)

가장 많이 먹어야 할 지방의 종류다. 고등어나 연어, 참치 등 등푸른 생선에 많이 들어 있는 오메가3은 체내에서 자체적으로 생성되지 않아 반드시 음식물을 통해 섭취해야 하는 필수 지방산이다. 오메가3은 염증을 줄이고 세포 안으로 영양소를 효과적으로 공급하는 등 심혈관 기능을 개선하고 뇌 건강에도 긍정적인 역할을 한다.

❷ 오메가6 지방산(필수)

오메가6 역시 필수 지방산이다. 다만 과다 섭취하면 우리 몸에 염증을 유발하고 혈액이 응고되는 등 여러 문제를 일으킬 수 있다. 오메가6은 오메가3과 경쟁적인 관계에 있다. 오메가3과 오메가6은 적정한 비율로 섭취해야 이점이 증폭된다. 간단히 이야기하면 오메가6을 많이 섭취하면 오메가3도 많이 먹어야 한다는 뜻이다. 식품의 과잉 생산 과정으로 인해 현대인의 오메가6 섭취량이 많아졌다. 알려진 오메가3과 6의 권장 섭취 비율은 1:4 정도다.

❸ 오메가9 지방산(비필수)

오메가9는 식물성 기름에서 발견되는 단일 불포화 지방산이다. 다행히 체내에서 자체적으로 생성되기 때문에 섭취를 통해 얻어야 하는 필수 영양소는 아니다. 오메가9 섭취는 혈중 콜레스테롤 수치를 조절하고 각종 염증을 완화하며 심혈관 건강에 도움을 준다.

불포화 지방산은 어떻게 먹어야 할까

현대의 우리는 대량 생산된 식품을 섭취한다. 대량 생산된 제품에는 유독 오메가6이 많다. 대표적 음식이 '튀긴 음식'이다. 우리가 자주 사용하는 콩기름이나 옥수수 기름 같은 식용유는 대표적인 불포화 지방 100%의 식품이다.

여기까지 읽으면서 '나는 튀긴 음식을 잘 먹지 않는데?'라는 생각이 든다면 뒤에서 나열하는 음식은 많이 먹지 않는지 살펴보자. 과자, 라면, 치킨, 돈가스 등이 모두 튀긴 음식이다. 튀긴 음식은 일상생활에 많이 침투해 있다. 조리가 쉬워서 공장 형태로 제품을 찍어 낼 수 있는 데다가 간편하게 먹을 수 있고 맛도 좋기 때문이다.

튀긴 음식이 몸에 좋지 않은 이유는 식용유 대부분이 오메가6으로 이루어져 있기 때문이다. 실제로 현대인이 섭취하고 있는 오메가3, 오메가6의 비율은 1:10~1:20으로, 오메가6의 비율이 매우 높다.

오메가6을 과하게 섭취하면 염증을 유발한다. 그래서 오메가6의 섭취를 줄이는 것이 중요하다. 하지만 실생활에서 실천하기가 힘들다. 이러한 이유로 우리는 오메가3을 적극적으로 섭취하여 오메가3과 오메가6의 섭취 비율을 맞추는 게 현실적이다.

앞에서도 이야기했듯이 전문가들이 권장하는 오메가3과 6의 권장 섭취 비율은 1:4 정도이다. 오메가3과 오메가6은 상호 보완적인 상태로 이 둘을 균형적으로 섭취해야 건강에 이롭다. 그래서 부족한 오메가3이 많이 들어간 식품을 적극적으로 섭취하여야 한다.

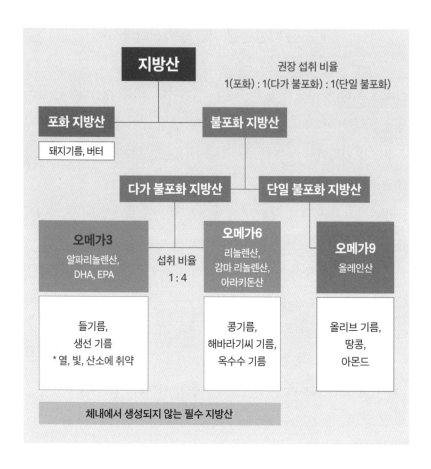

지방산

권장 섭취 비율
1(포화) : 1(다가 불포화) : 1(단일 불포화)

포화 지방산

돼지기름, 버터

불포화 지방산

다가 불포화 지방산

단일 불포화 지방산

오메가3
알파리놀렌산,
DHA, EPA

섭취 비율
1 : 4

오메가6
리놀렌산,
감마 리놀렌산,
아라키돈산

오메가9
올레인산

들기름,
생선 기름
*열, 빛, 산소에 취약

콩기름,
해바라기씨 기름,
옥수수 기름

올리브 기름,
땅콩,
아몬드

체내에서 생성되지 않는 필수 지방산

얼마나 먹어야 하나

《2020 한국인 영양 섭취기준》에 따르면 지방의 적정 에너지 비율은 전체 칼로리의 30%이다. 또한 포화 지방은 총 대사량의 7%를 넘기지 않는 게 좋다고 보건복지부에서는 제안하고 있다. 결국 포화 지방은 7%를 섭취하고 나머지 23%는 불포화 지방을 섭취하자고 제안하는 것이다. 불포화 지방의 여러 이점 때문으로 EPA와 DHA와 같은 대표적인 오메가3 식품을 섭취하면 심혈관 질환을 낮출 수 있고, 우울증과 뇌 건강에 도움을 준다는 연구 결과가 있다.

우리가 섭취해야 할 지방의 일일 권장 섭취량은 매우 적은 양이다. 예컨대 하루에 섭취하는 총 에너지양이 2,000kcal인 사람은 600kcal 정도를 지방으로 섭취하면 된다는 뜻이다. 지방은 1g에 9kcal이다. 결과적으로 지방 66g을 먹으면 대략 600kcal를 섭취할 수 있다. 이는 훈제오리와 삼겹살처럼 지방이 많은 식품으로 비교하면 편하다. 훈제오리와 삼겹살 모두 대략 250g을 섭취하면 하루에 먹어야 할 지방량을 모두 먹게 된다. 훈제오리와 삼겹살 100g에는 약 25g의 지방을 갖고 있으니 말이다.

하지만 삼겹살을 먹어 봐서 알겠지만, 삼겹살 250g은 한 끼에 모두 섭취하게 된다. 문제는 이 양을 하루에 나눠서 섭취해야 한다는 것인데, 여기에 나머지 추가적인 식단까지 하면 포화 지방 섭취는 계속 늘어난다. 더욱 문제가 되는 것은 삼겹살만 250g 먹는다고 해도 총 대사량의 대략 10%를 포화 지방으로 섭취하는 꼴이다. 이는 포화 지방을 7% 이내로 섭취하라는 보건복지부의 가이드에는 맞지 않는 식사를 한 것이다.

삼겹살과 훈제오리는 포화 지방과 함량이 너무 높아서 포화 지방산과 불포화 지방산의 비율이 깨져 있는 급원이다. 따라서 좋은 지방 비율을 가진 급원으로 대체하여 섭취하는 것이 중요하다.

❶ 추천하는 지방 급원

그렇다면 어떤 급원을 먹으면 좋을까? 가장 우선적인 것은 불포화 지방산 중에서 오메가3이 많은 급원을 먹는 게 건강에 좋다. 오메가3이 풍부한 음식은 각종 생선류와 들기름 그리고 목초를 먹고 자란 소에서 얻은 고기 등이 있다. 그런데 오메가3이 많은 지방 급원에도 포화 지방산과 불포화 지방산이 혼재되어 있다. 딱 떨어지게 어떤 건 포화 지방 음식이고 어떤 건 불포화 지방 음식이라고 할 수 없다는 것이다.

대표적인 식품인 오리고기는 불포화 지방이 많아서 건강식품으로 잘 알려져 있다. 하지만 사실은 그렇지 않다. 오리고기는 건강식품이 아니다. 오리고기는 닭다리살에 비해 훨씬 높은 포화 지방 함량을 갖고

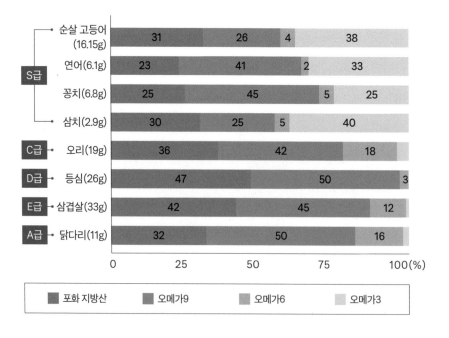

있다. 게다가 불포화 지방 함량이 소, 돼지, 닭고기와 크게 차이 나지도 않는다. 다른 고기들보다 아주 약간 불포화 지방산이 많을 뿐이다. 표를 참고하여 어떤 음식에 오메가3가 많은지 확인하고 조리법을 조사해 보자. 개인적으로는 생선을 1주일에 2회씩 섭취하기를 권장한다.

❷ 추천하는 식용유

지금까지는 불포화 지방산의 이점에 관해서만 이야기했다. 하지만 실생활에서 불포화 지방산을 섭취할 때는 단점이 존재한다. 불포화 지방산은 부패하고 변질하기 쉽다는 것이다. 이러한 이유로 불포화 지방산이 많은 생선의 경우에는 냉동 보관을 추천하고 곡류에서는 기름 형태로 압착하여 보관하고 섭취한다.

우리가 실생활에서 사용하는 식용유는 대부분 콩기름, 옥수수 기름, 카놀라 기름 등 다양한 기름을 사용하는데, 이는 건강을 위한 기름이라고 보기는 어렵다. 그 이유는 기름을 추출할 때 저온에서 압착한 게 아니라 고온에서 압착하였기 때문이다.

불포화 지방산은 변질이 쉬운데 특히 고온에서 쉽게 변질한다. 또한 식용유는 대량으로 만들기 위해 '헥산'이라는 해로운 화학 물질을 이용한다. 그래서 되도록 저온에서 압착하여 만들어 낸 기름을 사용해야 한다.

좋은 기름을 고르는 첫 번째는 헥산 같은 화학적인 처리를 사용한 기름이 아닌지 확인하는 것이다. 고온에서 압착한 방식이라면 피해야 한다. 반드시 저온에서 압착했는지를 확인하는 것이 중요하다.

두 번째는 산패 문제다. '산가'라고 하여 기름이 산패된 정도를 확인할 수 있는 수치가 있는데, 산가 수치가 낮은 기름을 선택한다.

세 번째는 발연점이 높은 지방일수록 열에 쉽게 견딜 수 있어서 조리에 안전하고 쉬운 특성이 있다. 연기가 나기 시작하는 온도인 발연점은 높을수록 좋다. 발연점이 낮은 기름을 선택하면 고온으로 요리해야만 하는 볶음이나 튀김 등에 적합하지 않을 수 있다. 다음의 표를 확인하여 발연점이 높고 조리에 쉬운 기름을 선택하자.

식용유의 발연점
(식용유 온도가 상승할 때 푸른 연기가 나면서 성분이 급격하게 파괴되는 온도)

기름	특성	발연점(도)	요리 용도
아보카도 기름		271	
홍화씨 기름	정제	266	
미강유(현미유)		254	
올리브 기름	extra light	242	
올리브 기름	pomace	238	
카놀라(유채) 기름	정제	238	220도 이상
대두(콩) 기름	정제	232	볶음, 부침, 튀김
땅콩 기름	정제	232	
팜유		232	
옥수수 기름	정제	232	
해바라기씨 기름	정제	227	
헤이즐넛 기름		221	

기름	특성	발연점(도)	요리 용도
아몬드 기름		216	
올리브 기름	virgin	216	
포도씨 기름	비정제	216	
목화씨 기름		216	
참기름	정제	210	160~220도
카놀라(유채) 기름	비정제	204	볶음이나 부침 요리
들기름	비정제	202	
마카다미아너트 기름		199	
참기름	비정제	177	
코코넛 기름		177	
대두(콩)기름	비정제	160	
땅콩 기름	비정제	160	
올리브 기름	extra virgin	160	
옥수수 기름	비정제	160	160도 이하
호두 기름	비정제	160	샐러드 드레싱,
콩기름	비정제	160	나물무침,
해바라기씨 기름	비정제	107	가벼운 볶음 요리
아마씨 기름	비정제	107	
홍화씨 기름	비정제	107	

마지막으로는 유통기한이다. 기름은 쉽게 변질하기 때문에 보관이 어려울 수가 있는데, 소비 기한이 짧은 기름은 2개월 이내에 섭취를 권장하는 기름도 있다. 보관 방법에 따라서 소비 기한이 짧아지거나 늘어나기도 해서 적절한 기름을 선택하는 것이 중요하다.

간단한 조리용으로는 산가 0.6 이내에 해당하는 엑스트라 버진 등급의 올리브 기름과 아보카도 기름을 선택하는 것이 좋다. 오메가3 섭취를 위한 기름으로는 들기름 외에는 대안이 없다. 다른 기름은 오메가9와 오메가6의 비율이 압도적으로 높다.

하지만 들기름도 단점이 하나 존재하는데, 바로 유통기한이 짧다는 것이다. 들기름의 소비 기한을 늘리고 싶다면 종이에 싸서 어둡고 서늘한 곳이나 냉장 보관을 하는 것이 올바른 보관 방법이다.

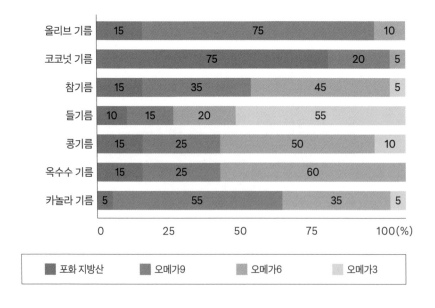

저탄고지 vs 고탄저지

지방 축적의 해결 방법은 간단하다. 아주 가벼운 활동을 많이 하는 것이다. 지방은 낮은 강도의 활동을 할 때 사용되는 에너지원이다. 산책, 집 청소, 걷기 등 부지런히 몸을 움직이는 것만으로도 도움이 된다. 반면 달리기나 근력 운동처럼 강도 높은 운동은 탄수화물을 주된 에너지원으로 사용한다. 그래서 낮은 강도의 활동을 많이 하는 사람이라면 지방을 조금 더 먹어도 괜찮다는 뜻이 된다. 이러한 이유를 들어 '저탄고지'를 주장하는 사람들이 늘어나고 있다.

이는 건강을 해치는 식습관일 수도 있다. 앞서 탄수화물 편에서 밝힌 것처럼 사람은 탄수화물 섭취량이 전체 영양 섭취 비율에서 50% 정도일 때 사망률이 가장 낮다. 탄수화물을 적게 먹으면 사망률이 올라간다는 뜻이다.

키토제닉 혹은 저탄고지라고 하여 탄수화물을 적게 먹고 단백질과 지방은 많이 챙겨 먹는 저탄수화물 다이어트는 탄수화물은 0~20%, 단백질은 20~30%, 지방 50~70%를 섭취하는 것이다. 이런한 섭취 방법은 영양학자들이 주장하는 이상적인 탄수화물, 단백질, 지방의 비율인 5:3:2와는 대조적인 섭취 방법이다.

저탄수화물 다이어트가 유행하게 된 배경에는 한국인의 과도한 탄수화물 섭취와 운동 부족에서 그 이유를 찾을 수 있다. 밥을 주식으로 삼아 오던 우리나라 사람들이 정보화 시대에 접어들면서 활동량이 떨어지며 비만율이 점점 올라갔다. 섭취 대비 활동량이 줄어들었기 때문에 체내에서는 탄수화물 과잉이 일어나고, 인슐린 저항성 문제로 혈당 조절 능력이 서서히 고장나면서 탄수화물이 다이어트의 주적으로 대두되었다. 이러한 시대의 흐름에 따라 저탄고지 다이어트가 주목받을 수밖에 없었다.

그런데 저탄고지 다이어트는 의도적으로 탄수화물 섭취를 줄여 포도당을 고갈시키는 데에 초점이 맞춰져 있다. 체내 포도당과 글리코겐 보유량이 적어지면 인체는 위험 상황으로 인식하여 뇌에 도달해야 하는 포도당 농도를 어떻게든 만들어 내려고 한다. 이때 지방을 분해하고 변환하여 포도당으로 사용한다. 이러한 과정에서 부산물로 케톤이 나오게 되는데 바로 저탄고지 다이어트의 핵심이다.

저탄고지 다이어트는 정말 효과적일까

저탄고지 식단은 다이어트에 효과적일까? 결론부터 이야기하면 '그렇다'이다. 많은 연구 결과들에서 저탄수화물 다이어트가 체중 감량에 매우 효과적임을 입증하였다. 설탕이나 밀가루 같은 정제된 탄수화물의 제한적인 섭취만으로도 혈당 조절에 있어서 큰 효과를 보는 것은 사실이다. 더군다나 활동량이 적은 현대인에게는 일시적으로는 유용한 다이어트 방법으로 보인다. 그러나 저탄고지 다이어트는 완벽한 다이어트 방법이 아니다. 어쩌면 치명적일 수 있는 부작용이 있기 때문이다.

뇌에는 항상 포도당이 있어야 한다. 충분한 탄수화물 섭취 없이 과도한 지방을 섭취하면 뇌에 들어가는 포도당이 적어진다. 이러한 이유로 저탄수화물 섭취는 인슐린 저항성을 일으킬 수 있다는 연구 결과가 밝혀졌다.

저혈당 상태임에도 탄수화물을 충분히 섭취하지 않으면, 체내에서 당을 새로이 만드는 당신생 작용을 진행한다. 여기에서 지방을 사용하여 포도당으로 바꾸는 것뿐만 아니라 단백질을 이용해서 포도당으로 전환하기도 한다. 그런데 단백질을 포도당으로 전환하는 과정에서 암모니아와 요소 같은 노폐물이 발생된다. 노폐물은 신장에서 걸러져서 소변으로 배출되는데 노폐물이 너무 많으면 우리 몸에 중독을 일으켜 신장병을 얻게 될 가능성이 커진다.

케톤체라고 부르는 몸에 해로운 물질도 많아지는데, '케톤산증'이란 지방이 분해되면 나오는 케톤체가 혈액 내에 과도하게 축적되는 것을 말한다. 그런데 케톤산증에 걸리면 혈액의 산성화와 함께 혼수 상태 및 심각한 합병증을 겪을 수도 있다.

최근 저탄수화물 다이어트를 하게 되면 남성 호르몬인 테스토스테론의 농도가 30% 이상 저하된다는 연구 결과도 있다. 테스토스테론은 남성 호르몬이지만 여성에게서도 꼭 필요한 호르몬이다. 테스토스테론 수치가 저하되면 성 기능뿐만 아니라 근육량의 감소, 에너지 사용량의 저하 등 안 좋은 결과가 나타난다.

저탄고지 다이어트는 쉽고 맛있게 다이어트를 할 수 있다는 장점이 있지만, 단기적인 다이어트를 목적으로 사용하는 것을 추천한다. 자칫 장기적인 다이어트로 가져간다면 건강을 해칠 수도 있기 때문이다.

다이어트를 할 때 3대 영양소는
어떻게 먹어야 할까

다이어트를 쉽게 할 수 있도록 만든 계
산기로 본인의 생활 습관과 운동량에 따라서 하루 동안 섭취해야 할
음식의 양을 쉽게 확인할 수 있다. 이를 기초 대사량, 활동 대사량, 총
에너지 대사량인 3가지로 나누어 구분하였다. QR코드를 이용하거나
네이버나 구글에 '채찍단 다이어트 계산기'를 검색하면 쉽게 찾을 수
있다.

다이어트 계산기의 '기초 대사량'은 가만히 누워서 쉬기만 하더라
도 몸에서 자연적으로 필요로 하는 에너지양이다. 만약 이것보다 적게
먹는 생활을 지속한다면 살은 쭉쭉 빠질 것이다. 그러나 이것은 신체
조성에 가야 할 에너지를 당겨서 이용하는 꼴이다. 그에 따라 가벼운
감기부터 시작해서 탈모나 생리불순 등 잔병치레를 달고 살 가능성이

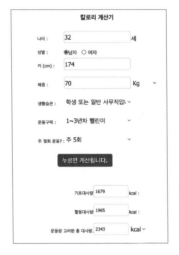

커진다. 그래서 반드시 기초 대사량 이상은 섭취해야 한다.

여기서 주의 깊게 봐야 할 것은 '활동 대사량'이다. 사람마다 하는 일, 습관, 좋아하는 것 등이 달라 활동하는 에너지양도 다르다. 극단적으로 비교해 보면 같은 키와 체중을 가지고 있는 똑같은 남성이라도 활동량이 매우 적은 사무직 직원과 활동량이 많은 군인이 필요로 하는 칼로리는 천지 차이다.

사무직 직원이라면 집에서 회사까지 이동하거나 식사 시간에 움직이는 것 외에는 별다른 활동이 없을 것이다. 집에서도 활동량이 많지 않다면 더더욱 그럴 것이다. 반면 군인은 매일 아침 구보와 일과시간에도 많은 양을 걷고 훈련하거나 서서 활동한다. 엄연히 둘은 먹어야 할 칼로리가 다르다. 활동 대사량에는 운동할 때 소모되는 에너지까지 반영해야 한다.

특히 가벼운 운동이라도 매일 한다면 200~300kcal 이상은 매일 사용할 것이다. 이렇게 기초 대사량과 활동 대사량을 더하면 '일일 총 칼로리 대사량'이 나온다.

오늘 하루 섭취한 음식의 칼로리와 일일 총 대사량의 칼로리를 비교하여 섭취한 양이 전체 대사량보다 많다면 살이 찔 것이고, 섭취한 양과 전체 대사량이 비슷하다면 체중을 유지할 것이다. 반면 섭취한 양보다 전체 대사량이 적다면 체중은 감량될 것이다.

다이어트는 매일 -500kcal

음식 섭취로 들어온 에너지보다 체내에서 더 많이 이용되면 다이어트가 된다는 것을 알았다. 그렇다면 '매우 소량의 음식을 먹고 많이 움직이면 다이어트가 빨리 되는 거 아니야?'라는 궁금증이 생길 것이다. 당연하다. 그러나 다이어트는 잘 되겠지만, 체내 근 손실이 일어나 장기적으로는 손해인 '가짜 다이어트'를 하게 될 것이다.

그렇다면 몸에 무리하지 않는 적절한 다이어트는 어느 정도일까? 결론부터 이야기하면 총 에너지 대사량보다 500kcal 만큼 덜 섭취하는 것이다. 이것을 정확히 알기 위한 '에너지 결핍'에 대한 연구를 소개하고자 한다.

2021년 칼스텐 퀼러 박사는 세상에 나와 있는 3주 이상 다이어트 자료를 전부 뒤졌다. 그리고 연구에 참여한 사람들이 어느 정도의 에너지 결핍을 겪었을 때 어느 정도 다이어트가 진행되었는지 확인하였다. 결과는 당연히 에너지 결핍량이 많을수록 체중 감량과 근 손실을 보았다. 우리가 말한 가짜 다이어트는 적게 먹을수록 체중과 근육을 모두 잃은 것이다. 연구 결과에서 유의미하게 발견한 것은 결핍된 에너지양이 500kcal가 되는 지점에서 체중 감소가 이뤄지되 근육량을 보존할 수 있었다는 것이다. 그러나 600kcal, 700kcal… 점점 더 많은 결핍을 할수록 더 많은 근육량을 잃었다고 한다. 기간으로 따진다면 적절한 다이어트 기간은 한 달에 2kg씩 감량하는 것이다.

처음 다이어트를 시작했을 때는 수분도 함께 빠지기 때문에 더 많은 감량을 할 수 있다. 하지만 장기적으로 보았을 때 한 달에 2kg 이상 다이어트를 할 때는 근 손실이 올 수 있다. 우리의 목표가 다이어트가 아닌 근육을 더욱 단련하고 싶은 것이라면 일일 총 대사량만큼의 식단을 섭취하거나 총 에너지 대사량에서 100~300kcal 정도 더 섭취하면 된다.

성공적인 식단 짜기

이제 식단을 짜 보자. 성공적인 식단을 짜기 위해서는 '목적'과 '총 에너지 대사량'을 알아야 한다. 우선 목적에 대해서 먼저 알아보면 자신이 다이어트를 하고 싶은지, 건강한 몸을 원하는지 아니면 살이 조금 찌더라도 근육 향상을 목적으로 하는지를 선택해야 한다. 목적에 따라서 탄수화물, 단백질, 지방의 섭취량을 조절하고 삶에 반영시킬 수 있기 때문이다.

두 번째는 총 에너지 대사량을 알아야 한다. 모든 사람은 소모하는 칼로리가 다르다. 성별이 남자인지, 여자인지, 키와 몸무게는 어떤지, 직업은 무엇인지, 운동은 얼마나 하는지 그리고 생활 습관은 어떤지에 따라서 말이다. 그래서 본인의 총 에너지 대사량을 가늠해 보고 그에 맞는 식단을 하나씩 꾸려 넣는 게 합리적이다.

간혹 연예인들이 다이어트에 성공한 사례들을 보여 주며 '이렇게만 하면 다이어트 성공'과 같은 자극적인 문구로 사람들을 현혹하는 사람들이 있다. 하지만 이것은 사기에 가깝다. 누구에게나 모두에게 맞는 다이어트 방법은 없기 때문이다. 우리가 칼로리 계산기를 통해 계산한 신체 조성과 활동량을 기반으로 사람마다 섭취해야 할 식단량과 운동량은 다르다.

극단적인 예시로 세계적인 수영선수 마이클 펠프스는 선수 시절 하루에 1만 이상의 칼로리를 식단으로 섭취해야 했다. 매일 수영을 하면서 그것보다 더 적은 양을 섭취하게 되면 필요한 근육을 잃을 수 있기 때문이다. 그런 그도 현역 선수 생활을 은퇴한 지금 1만 칼로리를 섭취하면 어떻게 되겠는가? 당연히 살이 찐다.

❶ 식단의 목적 정하기

- 다이어트를 원하는 사람 : 1일 총 에너지 대사량보다 500kcal 정도 적게 섭취한다. 탄수화물, 단백질, 지방을 통해 얻는 에너지 비율을 5:3:2로 섭취한다.
- 근육을 단련하길 원하는 사람 : 1일 총 에너지 대사량보다 100~300kcal 정도를 추가로 섭취한다. 체중 1kg당 1.6g의 단백질을 섭취한다. 탄수화물, 단백질, 지방을 통해 얻는 에너지 비율을 4:4:2로 섭취한다.
- 건강을 원하는 사람 : 1일 총 에너지 대사량만큼의 칼로리를 섭취하고 탄수화물, 단백질, 지방의 에너지 비율을 5:2:3으로 섭취한다.

❷ 총 에너지 대사량 구하기

총 에너지 대사량을 구하기 위해서는 크게 기초 대사량과 활동 대사량을 알아야 한다. 칼로리 계산기로 자신이 섭취해야 할 에너지 요구량을 정확히 아는 것이 중요하다.

기초 대사량은 우리가 아무것도 하지 않고 가만히 쉬고 있는 상태에서도 신체 장기에서 자연히 사용되는 에너지를 말한다. 예를 들면 대한민국 평균 키와 평균 체중을 가진 남성은 약 1,700kcal의 기초 대사량을 갖고 여성은 대략 1,300kcal를 갖고 있다.

기초 대사량 구하기(Harris Benedict BMR)
여성 기초 대사량 = 655 + (9.6 × 체중[kg]) + (1.8 × 키[cm]) - (4.7 × 나이[세])
남성 기초 대사량 = 66 + (13.7 × 체중[kg]) + (5 × 키[cm]) - (6.8 × 나이[세])

활동 정도	활동 계수 (기초 대사량에 곱하기)	기초 대사량 (1,500kcal 예시)
활동이 적거나 운동을 안 하는 경우	0.2	300kcal
가벼운 활동 및 운동(주 1~3일)	0.375	562.5kcal
보통의 활동 및 운동(주 3~5일)	0.555	825kcal
적극적인 활동 및 운동(주 6~7일)	0.725	1,087.5kcal
매우 적극적인 활동 및 운동(운동선수 등)	0.9	1,350kcal

　활동 대사량은 일상적인 움직임이나 의도적인 운동을 할 때 사용되는 모든 에너지 대사량을 말한다. 인체는 다리를 떤다던가 설거지나 집안 청소를 하는 등 모든 활동을 할 때 에너지를 사용한다. 본인이 하루에 얼마나 움직이는지에 따라 대사량이 달라질 수밖에 없으므로 정확한 소모 칼로리의 양을 확인할 수는 없지만, 다음 표에서 활동 정도를 가늠해 보고 추정해 볼 수 있다.

　예를 들어 1,500kcal의 기초 대사량을 가진 여성이 활동 정도는 보통의 활동 정도를 가지고 주에 1~3일 운동을 하는 라이프 스타일을 갖고 있다면, 활동 대사량은 562kcal를 소모하고 있다고 추정할 수 있다.

　총 에너지 대사량은 기초 대사량과 활동 대사량을 더해서 하루에 먹어야 할 총 에너지 대사량을 구할 수 있다. 총 에너지 대사량을 구했다면 본인의 목적에 따라서 섭취량을 조절하며 섭취하면 된다. 체중 유지를 위한다면 총 에너지 대사량만큼의 식단을 섭취하면 되고, 체중 감소를 위한다면 총 에너지 대사량에서 500kcal 정도를 적게 섭취하면

목적에 따른 총 에너지 대사량 활용 방법

목적	기초 대사량 + 활동 대사량 = 총 에너지 대사량
체중 유지(건강한 삶 유지)	섭취량 = 총 에너지 대사량
체중 감소(다이어트)	섭취량 < 총 에너지 대사량
체중 증가(근력 향상)	섭취량 > 섭취량

된다. 근력 향상을 원한다면 총 에너지 대사량에서 100~300kcal 정도 더 많은 잉여 칼로리를 섭취하여 근육 동화 작용을 촉진하면 된다.

매일 섭취한 음식의 칼로리 점검하기

지금까지 총 에너지 대사량에 따른 목표 칼로리 값을 알아보았다. 이제는 우리가 섭취한 음식의 칼로리를 확인할 수 있어야 한다. 내가 먹은 음식의 칼로리는 크게 2가지로 확인할 수 있다. 직접 영양 성분표를 확인하고 노트에 기록해 두는 방법과 앱을 사용하는 방법이다.

개인적으로는 앱을 활용하길 적극적으로 권하고 싶다. 다양한 식단 관리 앱이 있지만, '팻시크릿'을 가장 많이 활용한다. 매일 먹은 음식을 모두 기록하고 계획을 실행한다면 매우 효과적인 방법이 될 수 있다.

남자 기초 대사량 표준 수치

나이	표준 체중	평균 기초 대사량
20세~29세	71.8kg ± 10.6kg	1,728kcal ± 368.2kcal
30세~49세	70.3kg ± 9.24kg	1,669.5kcal ± 302.1kcal
50세~64세	70.0kg ± 6.66kg	1,493.8kcal ± 315.3kcal

여자 기초 대사량 표준 수치

나이	표준 체중	평균 기초 대사량
20세~29세	52.1kg ± 6.12kg	1,311.5kcal ± 233.0kcal
30세~49세	57.4 kg ± 6.29kg	1,316.8kcal ± 225.9kcal
50세~64세	60.2kg ± 7.81kg	1,252.5kcal ± 228.6kcal

체내 에너지 소비에 관여하는 구성 요소

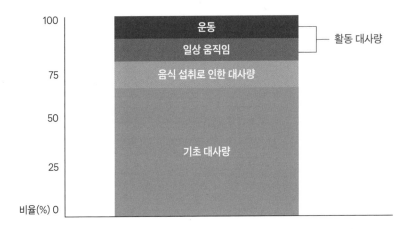

02

× 호르몬

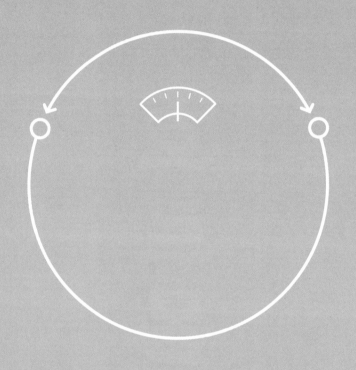

호르몬과 다이어트

다른 사람들과 비슷하게 먹는데 살이 더 찌는 것 같다면 호르몬 문제일지도 모른다. 사실 많은 사람이 다이어트에 있어서 운동과 식단의 중요성을 많이 이야기한다. 단백질, 식이섬유와 같은 영양소에 대한 팁은 많다. 근력 운동, 인터벌 운동과 같은 획기적인 운동 방법에 대한 팁도 널려 있다. 하지만 호르몬에 대해 들어 본 사람은 많지 않을 것이다. 그렐린, 렙틴, 도파민과 같은 호르몬에 대해서는 이름 정도만 들어 봤거나 생소하게 느끼는 사람이 대부분일 것이다.

사실 호르몬은 운동과 식단을 넘어 다이어트의 원동력 그 자체다. 호르몬 없이는 운동도 식단도 제대로 성립하기 어렵다. 호르몬은 우리 몸의 최고 일꾼이다. 뇌가 모든 것을 감독하는 지휘관과 같은 존재라면, 그 명령에 따라 일사불란하게 움직이는 행동대장이 바로 호르몬이라고 할 수 있다. 뇌에서 하달한 명령을 올바르게 실행하고, 최종적으로 근육을 움직이거나 물질을 분비하게끔 하는 것이 바로 호르몬의 역할이다. 뇌도 물론 중요하지만, 실질적으로 일을 도맡아 하는 호르몬 없이는 일이 제대로 돌아가기 어렵다는 것이다.

다만 호르몬은 다이어트를 도와주는 완벽한 조력자가 될 수 있지만, 반면 다이어트를 망치고 살을 찌울 수도 있다. 이런 양날의 검 같은 호르몬을 잘 다루는 것이 중요하다. 그런데 이 호르몬을 잘 다루기란 정말 어렵다. 앞에서 이야기했듯이 호르몬은 우리 의지대로 분비할 수 없기 때문이다. 그러므로 '내가 내 호르몬을 어떻게 조절해야겠다'라는 것은 너무 어렵고, 대신 생활 습관을 통해 저절로 '교정'하는 것이 좋은 방향이라고 할 수 있겠다.

우리 몸에는 다이어트와 관련된 수많은 호르몬이 있다. 렙틴, 인슐린, 성호르몬, 성장 호르몬은 식욕, 신진대사, 체지방 분포에 영향을 미친다. 예를 들면 그렐린은 배가 고플 때 분비되어 식욕을 높이는 호르몬이고, 렙틴은 배가 부를 때 분비되어 식욕을 떨어뜨리는 역할을 한다.

그런데 다이어트 호르몬에 이상이 생기면 쉽게 비만이 된다. 식욕 조절이 되지 않아 더 많이 먹게 된다. 에너지 소모량도 줄고 체지방 축적도 늘어난다. 같은 칼로리를 섭취해도 유독 살이 찌는 사람이 있다. 예를 들어 갑상샘 호르몬은 체중에 중요한 호르몬이다. 갑상샘 호르몬은 신진대사를 활발하게 하는 역할을 한다. 신진대사가 활발하다는 것은 에너지 소모량이 많다는 뜻이다. 똑같이 먹어도 신진대사가 활발한 사람은 에너지 소모량이 많다. 반면 갑상샘 호르몬이 적은 사람은 신진대사가 활발하지 못하다. 따라서 에너지 소모량이 적기 때문에 똑같이 먹어도 살이 더 쉽게 찐다는 이야기다.

호르몬은 다이어트를 포함한 신체의 여러 기능을 담당하는 만큼 호르몬 불균형이 발생하면 건강에 좋지 않은 영향을 미친다. 호르몬은 너무 많아도 너무 적어도 문제다. 호르몬 불균형이 발생하면 당뇨병, 암, 심장병, 자가면역 질환과 같은 심각한 질병의 위험이 커질 수 있다.

호르몬 불균형을 예방하려면 평상시에 식사를 잘 챙겨 먹어야 한다. 다이어트에 관해서 이야기하고 있는데 갑자기 잘 먹으라니 당황스러울 수도 있다. 하지만 '잘' 챙겨 먹으라는 것은 많이 먹고 칼로리를 많이 섭취하라는 것이 아니라 필수 영양소를 빠뜨리지 않고 잘 챙겨 먹으라는 말이다.

호르몬을 우리 몸에서 잘 만들려면 아미노산, 지질, 비타민과 같은 영양소의 섭취가 필수적이다. 아미노산은 우리가 먹은 단백질이 분해되어 얻어지는 것이다. 아미노산 중 하나인 '티로신'은 도파민이라는 호르몬의 원료다. 그리고 아미노산 중 '트립토판'은 멜라토닌이라는 호르몬의 원료다.

아미노산이 중요한 만큼 지질도 중요하다. 지질 중 하나인 '콜레스테롤'은 성호르몬인 테스토스테론과 에스트로겐의 주원료다. 필수 영양소를 잘 챙겨 먹으면서 수면 부족, 스트레스, 알코올을 조심해야 호르몬의 원활한 분비가 이루어진다.

다른 사람들과 똑같은 칼로리를 먹는데 살이 더 찐다면 호르몬 불균형부터 의심해 보는 것이 좋다. 호르몬에 대해서 잘 파악하고, 호르몬 불균형을 교정해서 호르몬 개선을 통해 정상적인 신체 기능을 도모하는 것이 최선이다.

호르몬과 항상성

뮤든지 균형이 정말 중요하다. 우리 몸도 마찬가지다. '항상성'이란 생명의 가장 기본적인 특성 중 하나로, 생명이 자기 자신의 최적화된 상태를 계속해서 유지하려는 특성을 말한다. 너무 어렵다면 '항상'이라는 단어를 떠올려 보자. 항상 똑같게 하려는 것이 바로 항상성인 셈이다. 항상성은 매우 중요한 개념이다. 생명체에게 있어서 항상성이 깨진다는 것은 생명 유지에 적신호가 켜졌다는 것이다. 항상성이 영구히 깨지는 것은 곧 죽음을 뜻한다.

- 어느 날 몸살에 걸려서 체온이 40도 이상까지 올라갔다. 정상 체온인 36.5도를 크게 넘어섰기 때문에 매우 위급한 상황이다.
- 당뇨 환자가 식사를 하지 않고 혈당을 낮추는 약을 먹어 버려서 갑작스럽게 저혈당 쇼크가 왔다. 혈당 즉 혈액 내의 당분은 우리 몸의 주 에너지원인데 식사를 통해서 얻는다. 에너지원이 모자라게 되면 신체 기능이 잘 되지 않아 위험해질 수 있다.

사람뿐만 아니라 모든 생명체는 항상성을 유지하기 위해서 살아간다고 해도 과언이 아니다. 평균 기온이 영하 55도인 남극에도 생명체가 산다. 수심 1만 미터의 심해에도 수많은 생명체가 살고 있다. 이들이 극한 상황에서도 생명을 유지하는 원리는 무엇일까?

- 추운 북극에 사는 북극곰은 일정한 체온을 유지하기 위하여 털가죽 아래에 두꺼운 지방층을 가지고 있다.
- 사막에 사는 동물들은 수분 부족에도 잘 견딜 수 있도록 몸에 수분을 저장하는 능력이 탁월하다.

우리 몸의 항상성을 유지하기 위해 우리도 모르는 사이에 수많은 반응이 일어나고 있다. 다음과 같이 우리 몸의 에너지 획득과 관련된 항상성은 매우 중요하다.

- 우리가 식사하기 시작하면 체내의 혈당 수치 상승을 막고 일정하게 유지하도록 하는 호르몬인 인슐린이 췌장에서 분비된다.
- 충분한 식사를 하면 지방 세포에서 렙틴이라는 호르몬이 분비되어 포만감을 느끼게 한다.
- 섭취한 음식을 소화하기 위해서 부교감 신경이 활성화되어 우리 몸의 혈류를 소화 기관으로 많이 보낸다.

식사로 굶주림을 해결하고 포만감을 느껴야 한다. 그리고 주 에너지원인 혈당을 높이고, 우리 몸의 구성 성분인 단백질을 공급하는 것도 중요하다. 자동차가 연료로 움직이듯 에너지 공급이 잘 돼야 모든 신체 기능이 제대로 돌아가지 않겠는가? 에너지 공급을 포함해 호흡, 체온 유지, 혈액 순환과 같이 중요한 항상성은 크게 2가지 체계를 통해 유지된다. 첫 번째는 신경계, 두 번째는 호르몬으로 대표되는 내분비계다. 그럼 먼저 신경계에 대해서 알아보자.

교감 신경과 부교감 신경

교감 신경	부교감 신경
동공 확대	동공 축소
기관지 이완	기관지 수축
심장 박동 촉진	심장 박동 억제
소화관 운동과 소화액 분비 억제	소화관 운동과 소화액 분비 촉진
쓸개즙 분비 억제	쓸개즙 분비 촉진
방광 확장	방광 수축

먼저 교감 신경은 '싸움과 도주'로 대표되는 반응을 조절한다. 주로 급박한 상황에 해당한다.

- 몸을 흥분시키는 아드레날린이라는 호르몬이 분비된다.
- 동공이 커지고 심박수가 늘어나며 호흡이 가빠진다.
- 물질대사가 자극되고 경각심을 높이는 경계 상태가 된다.
- 소화 기관으로 가는 혈액이 근육으로 대신 보내져서 더욱 힘을 낸다.

이와 같은 반응들이 교감 신경에 의해 일어나게 된다. 우리가 운동할 때는 주로 교감 신경이 관여한다. 심박수를 높이고 근육을 활성화하며 호흡이 가빠지게 된다. 시험을 보거나 남들 앞에서 장기자랑을 할 때도 교감 신경이 관여하여 긴장 상태를 유지하게 된다.

반면 부교감 신경계는 '휴식과 소화'로 대표되는 반응을 조절한다. 우리 몸이 여유롭게 휴식을 취할 때 주로 해당한다.

- 동공이 작아지고 심박수와 호흡수는 줄어든다.
- 편안한 휴식 상태가 된다.
- 맛있는 음식을 보면 침이 절로 나온다.
- 소화 기관의 활동이 촉진되고 우리 몸에 에너지를 저장한다.

이와 같은 반응들이 부교감 신경에 의해 일어나게 된다. 운동이 교감 신경과 관련이 깊다면, 식사와 소화는 주로 부교감 신경과 관련이 깊다. 여유롭게 저녁을 먹고 쉬는 동안 부교감 신경이 활성화되어 위장에서 소화를 시키고 에너지를 몸에 저장한다.

교감 신경과 부교감 신경을 합쳐 '자율 신경계'라고 부른다. 그런데 자율 신경계는 말 그대로 자율적으로 일한다. 즉 자신도 모르는 사이에 일어나기에 의식적으로 절대 조절할 수 없는 행동이다. 그러므로 맛있는 음식을 보면 침이 고이는 것, 음식을 먹으면 소화를 시키는 것, 우리 몸에 에너지를 저장하는 것 등 모두 자율 신경계에 의한 반응이므로 우리 마음대로 조절할 수가 없다.

호르몬과 내분비계

신경계도 우리 몸의 항상성 유지에 중요하지만 여기 또 다른 중요한 조절자가 있다. 바로 호르몬으로 대표되는 '내분비계'다.

내분비계라는 단어를 그대로 풀어 보자. 우리 몸 '안'에서 무언가를 '분비'하는 시스템을 의미한다는 것을 알 수 있다. 그렇다면 무엇을 분비하는 것일까? 바로 '호르몬'이다.

지금으로부터 약 100년 전만 해도 당뇨병은 걸리면 꼼짝없이 사망을 각오해야 할 정도로 무시무시한 병이었다. 당시의 당뇨병 환자 두 명 중 한 명은 사망했을 정도로 당뇨병은 위험하고 치료가 어려운 병이었다. 하지만 현재는 당뇨병 진단을 받더라도 적절한 약물을 투여하고 관리 요법과 함께라면 기대 수명만큼 사는 데 전혀 무리가 없다. 이처럼 눈부신 발전에는 바로 인슐린이라는 호르몬의 발견이 크게 이바지하였다.

인슐린의 발견은 지금으로부터 약 100년 전으로, 캐나다의 외과 의사인 프레드릭 밴팅 박사에 의해서 발견되었다. 박사는 개를 이용한 동물 실험으로 인슐린을 발견하였다. 개 한 마리의 췌장에서 추출한 물질을 다른 개에게 주사하였는데 혈당이 떨어지는 것을 발견하였다. 그리고 이 혈당을 낮추는 물질을 따로 분리해 내는 데에도 성공한 것이다.

연구팀은 이 물질을 '인슐린'이라고 명명하였고, 실제 당뇨병 환자에게 처음으로 주사를 하게 된다. 이 물질을 주사로 맞은 당뇨병 환자는 정상적인 혈당 수치를 회복했고, 체중도 정상으로 돌아왔으며 건강을 되찾았다. 이후 수많은 당뇨병 환자가 인슐린의 발견 덕분에 더 건강하고 풍요로운 삶을 영위할 수 있게 되었다.

혈당을 낮추는 호르몬인 인슐린의 발견은 의학의 역사에서 가장 획기적인 발견 중 하나다. 수많은 당뇨병 환자들의 생명을 살릴 정도로 인슐린은 중요한 호르몬이지만, 우리 몸에 작용하는 호르몬은 인슐린 말고도 수십 가지는 더 있다. 아드레날린, 테스토스테론, 에스트로겐, 도파민 등이다. 게다가 모두 인슐린 못지않게 생명 유지에 중요한 역할을 한다.

'사랑의 호르몬', '스트레스 호르몬' 등 어디선가 한 번쯤 들어 본 익숙한 말이다. 호르몬이란 우리 몸의 기능을 조절하려는 목적으로 특정한 세포에서 분비하는 물질이다. 호르몬을 분비하는 장소에는 뇌, 갑상샘, 위, 췌장 등 여러 가지가 있다. 분비된 호르몬은 혈관을 타고 이동해서 심장이나 근육과 같은 여러 목표 지점에 영향을 미친다.

호르몬이 조절하는 우리 몸의 기능에는 여러 가지가 있다.

- 우리가 잠이 들기 전에 수면을 유도하는 호르몬인 멜라토닌이 뇌에서 분비된다.
- 우리가 운동할 때, 글리코겐을 포도당으로 전환해서 혈당을 올리는 호르몬인 글루카곤이 췌장에서 분비된다.
- 우리가 무리한 단식을 할 때처럼 스트레스를 받으면 분비되는 호르몬인 코르티솔이 부신에서 분비된다.

호르몬의 분비에는 뚜렷한 목적이 있다. 또한 예시에서도 알 수 있듯이 호르몬마다 해당 호르몬을 도맡아 분비하는 특정한 '분비샘'이라는 것이 존재한다. 이 분비샘은 뇌하수체 전엽과 후엽, 췌장의 랑게르한스섬, 부신 피질과 수질, 갑상샘 등 다양하다.

호르몬은 반드시 혈관을 타고 이동해야 한다. 혈관을 통하지 않고 이동하는 물질은 호르몬이라고 부르지 않는다. 예를 들면 침이나 위액은 호르몬이 아니다. 혈관을 통하지 않고 그냥 입이나 위로 직접 분비되기 때문이다.

그렇다면 우리 몸에서 작용하는 수많은 호르몬 중에서 직접적으로 식욕과 다이어트에 관련하는 호르몬은 무엇일까? 다이어트의 훌륭한 조력자 또는 방해꾼이 될 수도 있는 호르몬을 제대로 안다면 식욕 조절과 다이어트에 도움이 될 것이다.

그렐린,
식욕 촉진 호르몬

배가 부르면 밥을 그만 먹고 싶은 생각이 든다. 지극히 당연한 이치인데 그 원인은 바로 호르몬이다. 회사에서 정신없이 일하느라 시계를 보지도 못했는데, 어느새 배고픔을 느껴 시간을 확인해 보면 정오가 넘어 점심 먹을 시간일 때가 종종 있다.

혹시 며칠 동안 연속으로 음식을 많이 먹어 본 적이 있는가? 일명 먹부림을 매일 하다 보면 어쩐지 위가 늘어난 느낌이 들곤 한다. 어느 순간부터는 똑같이 먹어도 배가 덜 불러서 더 많이 먹게 된다. 더 많이 먹어야지만 배가 찬다고 느낀다. 열거한 이런 현상들의 원인은 무엇일까? 아마 그렐린이라는 호르몬 때문일지도 모른다.

식욕을 조절하는 호르몬

배고픔과 배부름은 절대로 떼어 놓을 수 없는 관계다. 마치 달이 차고 기울듯이 말이다. 우리는 항상 배고픔과 배부름 사이의 어느 지점에 위치하고 있다. 어느 날 길을 걷다가 만두가게 앞을 지나가고 있다. 점심을 먹은 지 2시간밖에 지나지 않았지만, 만두 냄새를 맡으니 갑자기 식욕이 올라오고 침이 고인다.

식욕은 즉각적인 시각과 후각의 정보에도 크게 좌우된다. 식사한 지 얼마 되지 않았어도 맛있는 음식을 목격하거나 음식 냄새를 맡으면 식욕이 확 당기기 마련이다. 하지만 전반적으로 식욕을 조절하는 원리는 바로 호르몬에 있다. 호르몬은 큰 틀에서 식욕의 '사이클'에 주로 영향을 미친다. 아침, 점심, 저녁 세 끼를 먹을 때가 되면 자연스럽게 식욕이 상승한다. 이윽고 충분한 식사를 하면 포만감이 들면서 식욕이 줄어든다. 이것이 바로 호르몬의 조절 때문이다. 식욕을 조절하는 호르몬의 종류는 매우 많다.

호르몬	분비되는 곳	기능
그렐린	위	식욕을 촉진하고 지방의 저장을 촉진한다.
렙틴	지방 세포	식욕을 억제하고 포만감이 들게 한다.
GLP-1	소장	식욕을 억제하고 혈당을 낮춘다.
아밀린	췌장	식욕을 억제하고 혈당을 낮춘다.

표를 보면 그렐린만이 식욕을 촉진하고, 렙틴을 비롯한 다른 호르몬들은 모두 식욕을 억제하는 작용을 하는 것을 알 수 있다.

그렐린과 식욕

그렐린은 위에서 분비되어 식욕을 올려 주는 호르몬이다. 우리가 섭취한 음식물이 가장 먼저 도착해서 채워지는 곳이 바로 위다. 위에 음식물이 얼마나 채워지느냐에 따라서 그렐린의 분비량이 변화한다. 위에 음식물이 많으면 그렐린이 덜 분비되고, 위에 음식물이 적으면 그렐린이 더 분비된다. 그렐린은 위에 음식물이 충분히 채워 질 때까지 약 30분 간격으로 계속해서 분비된다.

위에 음식물이 적으면 더욱 자주 분비되면서 식욕을 더 크게 느끼게 한다.

- 음식 섭취를 늘리고 우리 몸이 지방을 저장하게끔 한다.
- 혈당 조절에 중요한 호르몬인 인슐린을 분비하는 데 중요한 역할을 한다.
- 소화를 촉진해 음식물을 장으로 내려보낸다.

그렐린은 말 그대로 '배고픔 호르몬'으로 많이 알려졌지만, 다양한 기능을 하는 매우 중요한 호르몬이라는 것도 알아 두면 좋다. 그러면 위에서 분비된 그렐린의 목적지는 어디일까? 바로 뇌다. 뇌의 '식욕 중추'라고 불리는 곳에 그렐린이 결합한다.

다양한 일을 하는 뇌에서 식욕에 관한 일을 하는 곳은 특별히 식욕 중추라고 불린다. 식욕 중추에는 '섭식 중추'와 '포만 중추'가 있다. 섭식 중추는 쉽게 말해 섭취 촉진 즉 배고픔을 불러일으키는 곳이다. 공복 상태가 오래되면 혈당이 낮아지는데, 섭식 중추는 낮아진 혈당을 감지하여 배고픔을 유발한다. 혈당이 낮아졌으니 음식을 먹어서 혈당을 높이라는 신호를 보내는 것이다. 날씨가 추운 날에는 체온 유지를 위한 에너지 소모량이 증가한다. 에너지 소모량이 증가한 만큼 에너지의 섭취 욕구가 증가하기 마련이다. 이럴 때도 섭식 중추가 배고픔을 유발한다.

반면 포만 중추는 배부름을 느끼게 하는 곳이다. 섭식 중추와는 반대로 음식을 섭취하고 싶은 욕구를 차단하는 역할을 한다. 이렇게 섭식 중추와 포만 중추로 구성된 식욕 중추에는 식욕과 관련된 호르몬을 받아들이는 수용체가 밀집되어 있다. 그래서 그렐린이나 렙틴 같은 호르몬이 식욕 중추에 결합하여 식욕이 조절되는 것이다.

그렐린 수치의 변화

그렐린은 식욕을 촉진하는 호르몬이기 때문에 위가 비어 있을 때 더 많이 분비된다. 음식을 먹어서 위가 채워지면 이윽고 그렐린 분비가 감소한다. 그런데 어떤 사람들은 음식을 많이 먹어도 그렐린 수치가 잘 감소하지 않아서 남들보다 배고픔을 더 많이 느낄 수도 있다.

그렇다면 다이어트를 자주하는 사람들의 그렐린 수치는 어떨까? 당연히 정상인보다 높을 것이다. 음식 섭취를 제한하는 만큼 우리 몸에서는 필요한 에너지가 부족하다는 신호를 계속 보낼 것이다. 따라서 음식과 영양 섭취에 대한 갈망이 더 커지고 그렐린의 분비 증가로 이어진다. 실제로 다이어트를 시작하면 단 하루 만에 그렐린 수치가 올라가기 시작한다. 한 번 증가한 그렐린 수치는 오랜 시간 동안 배고픔의 늪에 빠지게 한다.

체지방의 비율을 극도로 낮추기 위해 엄격한 식단 조절을 사용하는 보디빌더는 6개월 동안 그렐린 수치가 무려 40% 이상 증가했다고 한다. 다이어트 기간이 길어질수록 그렐린 수치는 점점 더 증가하는 경향성을 보인다. 그 결과 더욱 배가 고파지고 체중 유지는 훨씬 어려워지는 것이다. 그만큼 그렐린은 다이어트에 있어 핵심 호르몬이다. 사실 조력자보다는 방해꾼에 가까운 역할이지만 말이다.

반면 비만인 사람들의 그렐린 수치는 보통 정상인보다 낮다. 비만인 사람들은 평상시 칼로리 섭취가 정상인보다 많은 편이다. 따라서 굳이 그렐린을 많이 분비해서 식욕을 높일 필요가 없다. 그런데 한 연구 결과에 의하면 비만인 사람들은 선천적으로 그렐린에 더 민감한 신체를 가지고 있을 수도 있다고 한다.

무슨 말이냐면 이런 사람들은 남들과 같은 수준의 그렐린으로도 훨씬 더 큰 배고픔을 느낀다는 뜻이다. 그렐린 분비가 증가하지 않았음에도 불구하고 말이다. 어렸을 때부터 밥을 먹어도 먹어도 배가 고프고, 남들보다 더 많이 먹어야지 배가 차는 식습관을 유지해 왔을 가능성이 크다. 그것이 꾸준한 과식을 유발하고 체중의 증가로 이어졌을 수 있다.

낮은 그렐린 수치를 오랫동안 유지해서 배고픔에서 벗어나는 좋은 방법은 바로 '위 채우기'다. 그렐린은 위가 비어 있을수록 더 많이 분비되어서 식욕을 높이는 호르몬이다. 따라서 위에 음식물이 차 있는 상태를 더 오래 유지하면 그렐린이 덜 분비된다. 그러면 자연히 식욕도 떨어진다. 위 채우기에 가장 도움이 되는 음식은 바로 식이섬유가 풍부한 채소와 과일이다.

식이섬유는 칼로리가 없지만, 포만감을 많이 유발하고 오랫동안 지속될 수 있게 한다. 식이섬유는 수분을 흡수하는 성질이 있다. 위장에 들어가면 수분을 흡수해서 부피가 커진다. 그러면 우리 뇌는 실제로 먹은 양보다 더 많이 먹었다고 착각하기 때문에 포만감을 빨리 느끼는 것이다. 마치 곤약 젤리를 먹으면 배가 부르다고 느끼는 것과 유사하다. 곤약 젤리도 수분을 흡수해서 포만감을 유발하는 원리를 이용한 것이기 때문이다. 그렐린의 분비는 낮게 유지되고 포만감은 더 오래간다. 게다가 칼로리도 0에 가깝다. 일석이조의 아주 좋은 다이어트 방법이다.

그리고 식이섬유는 점성이 커서 위장관에서 느리게 이동하며, 소화도 거의 되지 않는다. 따라서 같이 섭취한 음식물의 전체적인 소화 속도를 늦춘다. 소화 속도가 느리다는 것은 장점이다. 음식을 먹었는데 소화 속도가 느리면 자연스럽게 배가 천천히 꺼지면서 포만감이 오래

갈 수밖에 없다. 식이섬유를 음식으로 섭취하는 것이 어렵다면 식이섬유 영양제 형태로 간편히 먹어도 좋다. 그리고 음식을 먹을 때는 탄수화물보다는 단백질과 지방이 풍부한 음식을 먹는 것이 위 채우기에 도움이 된다.

빵이나 쌀밥보다는 고기나 생선 같은 음식이 좋다는 말이다. 탄수화물은 소화 흡수에 1~3시간 정도밖에 걸리지 않지만, 단백질은 5~6시간, 지방은 7~8시간에 걸쳐서 소화와 흡수가 천천히 일어난다. 라면이나 국수를 먹었을 때 배가 금방 꺼지는 경험을 많이 해 보았을 것이다. 반면 삼겹살과 같은 육류를 먹으면 배가 쉽게 꺼지지 않는다. 점심에 느낀 포만감이 저녁까지 가는 경우가 많다. 단백질과 지방이 풍부해서 소화 속도가 그만큼 느리기 때문이다.

그렐린과 에너지 저장

뱃살 두께에 그렐린이 많이 기여하고 있다는 사실을 아는가? 그렐린은 식욕을 높이는 역할도 하지만 지방의 저장을 촉진하는 역할도 한다. 사실 지방의 저장은 사람의 동물적인 생존 본능과 관련되어 있다. 원시 시대에는 먹을 것이 귀했기 때문에 먹을 수 있을 때 최대한 많이 먹어 놓아야 했다. 그리고 남는 에너지는 든든하게 몸에 저장해 놓아야 했다. 그랬다가 나중에 먹을 것이 없어졌을 때 저장한 에너지를 천천히 소비하면서 버티는 것이 사람의 생존 전략이었다.

우리 유전자 깊숙이 이런 생존 본능이 남아 있다. 그런데 현대에는 되레 고통을 받고 있다. 과거와는 달리 지금은 눈앞에 먹을 것이 넘치기 때문이다. 특히 선진국의 경우에는 식량이 충분하다 못해 과잉인 상태다. 우리나라만 봐도 편의점에, 마트에, 온 세상이 먹을 것 천지다. 못 먹던 과거 인류에 비하면 너무 많이 먹고 있다. 이렇게 남아도는 에너지는 비만이나 성인병의 형태로 우리에게 돌아온다.

우리가 에너지를 저장하는 형태 중 지방이 가장 효율적이다. 그래서 에너지의 저장이 주로 지방을 통해서 이루어진다. 아쉬울 따름이다. 에너지가 단백질로 주로 저장되었다면 다들 쉽게 근육 덩어리가 될 수 있었을 텐데 말이다. 그저 우리는 지방 덩어리가 되기 쉬울 뿐이다. 아무튼 우리가 쓰고 남은 에너지는 나중에 사용할 수 있도록 체내에 지방으로 주로 저장된다. 지방은 지방 세포라는 특수한 세포 안에 저장된다.

우리 몸에는 지방 세포가 집중적으로 분포한 곳이 있다. 바로 복부, 허벅지, 엉덩이 같은 곳이다. 하필이면 이런 곳에 지방 세포가 많아서, 살이 찌면 미관상으로 좋지 않은 곳에 붙을 수밖에 없는 것이다. 이런 곳에 살을 붙이는 주범이 바로 그렐린이다.

그렐린 다이어트

지금부터 소개할 좋은 생활 습관을 잘 실천하면 그렐린 수치를 낮추고 건강하게 유지할 수 있다.

요요 현상 피하기

요요 현상이란 무엇인가? 체중이 빠졌다가 급격하게 다시 찌는 것이 반복되는 현상을 말한다. 무리한 체중 감량을 시도하는 경우 그렐린 수치가 증가한다. 에너지가 부족하니까 식욕을 올려서 더 먹도록 하기 위해서다. 단기간에 무리한 체중 감량을 하면 그렐린이 급격하게 증가한다. 그렇게 걷잡을 수 없는 허기를 부르는 것이다. 따라서 유혹을 이기지 못하고 폭식하게 되어 체중이 금방 다시 증가하게 된다. 이 것이 바로 요요의 원리다. 게다가 높아진 그렐린 수치가 원래대로 돌아오는 데는 시간이 오래 걸린다. 원래 몸무게로 돌아오는 것도 모자라 아예 살이 더 쪄 버릴 수도 있는 것이다.

탄수화물보다 섬유질 많이 섭취하기

탄수화물 섭취 직후에는 일단 허기가 채워지므로 그렐린의 농도를 잠깐 낮출 수는 있다. 그러나 탄수화물은 소화가 빨라서 포만감이 빠르게 줄어든다. 따라서 조금만 시간이 지나도 그렐린 농도가 빠르게 증가하기 때문에 오히려 식욕을 높이는 주범이 될 수도 있다. 식사 때 면을 먹으면 배가 빨리 꺼지는 이유가 바로 탄수화물 위주라서 소화가 빨리 진행되기 때문이다. 탄수화물 중에서도 설탕과 시럽이 많이 들어간 음식은 특히 피해야 한다. 미각을 단숨에 만족시키니까 잠깐 허기해결은 되지만, 머지않아 다른 것이 또 먹고 싶어지기 마련이다.

쌀밥을 먹는다면 흰 쌀밥보다는 잡곡이 많이 들어간 밥을 먹는 것이 좋다. 칼로리 측면보다도 잡곡에 식이섬유가 더 풍부하기 때문이다. 식이섬유가 풍부한 음식을 많이 섭취하면 그렐린 수치를 감소시키는 데 도움이 많이 된다.

소화가 빠른 탄수화물과는 달리 식이섬유가 풍부한 음식을 먹으면 4시간 정도까지 소화 시간이 늘어난다고 한다. 식이섬유는 위장에 더 오래 머무르기 때문에 공복 시간을 줄여 준다. 그렐린은 공복일 때에 더 많이 분비된다. 그래서 식이섬유를 많이 먹으면 그렐린이 적게 분비되고 배가 덜 고프게 되는 원리다.

단백질의 섭취 비율 늘리기

단백질은 소화되고 흡수되는 시간이 5시간 정도로 긴 편이다. 그러므로 단백질을 많이 먹으면 포만감을 더 오래 느낄 수 있고, 그렐린이 덜 분비된다. 아침 식사로 달걀을 먹은 사람이 빵을 먹은 사람보다 그렐린 수치가 더욱 낮았다는 연구 결과도 있다. 탄수화물, 단백질, 지방 3대 영양소 가운데 단백질이 그렐린의 수치를 낮추는 효과가 가장 뛰어나다고 한다.

다음은 〈임상 내분비학 대사 저널〉에 개제된 내용이다. 워싱턴 대학교의 데이비드 커밍스 박사는 16명의 실험 참가자들에게 각각 탄수화물, 단백질, 지방의 함유량을 다르게 한 음료를 20분에 1잔씩 마시게 했다. 그리고 그들의 혈액을 계속 채취하여 그렐린의 농도 변화를 살펴보았다. 지방이 많이 든 음료를 마신 사람은 그렐린의 농도에 별다른 변화가 없었다. 탄수화물이 많이 든 음료를 마신 사람은 음료를 마신 직후에는 그렐린 농도가 낮아졌다. 하지만 시간이 조금 지나자 오히려 그렐린의 농도가 높아졌다. 단백질이 많이 든 음료를 마신 사람만이 그렐린의 농도가 낮아지는 결과를 보였다.

매일 밤 7시간 이상 숙면하기

잠을 잘 못자면 살이 찐다는 이야기가 있는데 맞는 말이다. 4시간 정도만 자면 7~8시간 자는 사람보다 그렐린 농도가 30% 정도 높다. 잠을 적게 자는 것 자체가 우리 몸에 엄청난 스트레스를 준다. 스트레스를 받으면 에너지 섭취를 늘리려는 보상 반응이 일어난다. 그러려면 식욕을 높여야 하니 그렐린 분비가 증가하는 것이다. 그리고 적은 수면 시간은 포만감을 유발하는 호르몬의 분비를 감소시킨다. 따라서 엎친 데 덮친 격으로 배가 더욱 고프게 된다.

스트레스 덜 받기

스트레스를 받으면 갑자기 먹을 게 엄청나게 생각나는 경험이 있을 것이다. 높은 스트레스는 그렐린의 분비를 늘려서 식욕을 상승시킨다. 식욕 상승은 우울감과 불안감에 대한 보상 반응의 결과다. 식욕이 증진되고 음식을 먹음으로써 기분이 좋아진다. 그리고 에너지를 섭취하니까 힘이 난다. 이런 확실한 보상으로 우리는 스트레스를 금방 잊게 된다. 하지만 이것이 반복되면 우리 몸은 중독되어 버린다. 그러면 이른바 '스트레스성 폭식'이 일어날 수도 있다. 그래서 가벼운 운동이나 취미 생활로 스트레스를 적절히 다스리는 것이 건강에도, 다이어트에도 많은 도움이 된다.

식사량 줄이기

다이어트를 할 때 식사량을 한 번에 확 줄이면 안 된다. 그리고 굶어서도 안 된다. 식사량은 서서히 줄이는 것이 제일 좋다. 갑자기 굶으면 그렐린이 폭발적으로 분비된다. 이는 과식의 지름길이고 이어서 요요도 함께 온다.

제일 좋은 방법은 식사량을 서서히 줄이는 것이다. 우리 몸은 둔해서 식사량이 천천히 줄고 있다는 것을 잘 느끼지 못한다. 한 끼에 밥한 숟가락 정도를 매일 줄여 나가기를 추천한다. 갑자기 오늘부터 살을 빼겠다고 밥 반 공기를 확 줄이면 안 된다는 말이다. 특히 아침을 거르는 습관은 좋지 않다. 아침을 안 먹으면 공복 시간이 길어져서 그렐린이 더 많이 분비된다. 아침은 간단하게라도 꼭 챙겨 먹자.

✕
렙틴,
식욕 억제 호르몬

렙틴은 식욕 억제 호르몬이다. 그렐린이 다이어트를 방해하는 적이었다면, 렙틴은 식욕을 낮추면서 다이어트를 도와줄 수 있다. 렙틴은 밥을 먹고 20분 정도가 지나면 분비되기 시작한다. 렙틴의 역할은 주로 식욕을 떨어뜨리고 포만감을 느끼게 한다.

식욕을 억제하는 호르몬

그렐린이 위에서 분비되었다면, 렙틴은 지방 세포에서 분비된다. 지방 세포는 말 그대로 지방을 전문적으로 저장하는 세포다. 우리 몸에서 에너지를 저장하는 주된 수단이 지방인 만큼 지방 세포에는 많은 양의 에너지가 저장되어 있다고 할 수 있다.

지방의 저장은 인슐린, 글루카곤, 코르티솔 등 다양한 호르몬에 의해 조절된다. 예를 들어 인슐린에 의해 지방 세포는 혈액 중의 당분을 지방으로 바꾸어 저장한다. 하지만 지방 세포는 단순히 지방을 저장하는 일뿐만 아니라 호르몬을 분비하는 역할도 한다.

지방 세포가 호르몬을 분비한다는 사실이 밝혀짐에 따라 지방 세포는 단순히 지방을 저장하는 곳을 넘어 하나의 당당한 내분비 기관으로서 연구되기 시작했다. 지방 세포가 분비하는 호르몬 중 가장 대표적인 것이 바로 렙틴이다.

렙틴은 지방 세포에서 분비되는 호르몬으로 대표적인 식욕 억제 호르몬이다. 지방 세포에서 렙틴이 분비되면 혈액을 타고 이동하여 뇌에 있는 렙틴 수용체에 결합한다. 뇌에 있는 섭식 중추와 포만 중추 이야기를 기억하는가? 섭식 중추는 배고픔을 느끼게 하는 곳이고 포만 중추는 배부름을 느끼게 하는 곳이라고 하였다. 배부름을 느끼게 하는 포만 중추에 렙틴이 결합한다. 포만 중추에는 렙틴 수용체가 많이 분포하고 있는데, 렙틴 수용체에 렙틴이 결합하면 비로소 식욕이 떨어지고 배부름을 느끼는 것이다.

렙틴과 비만

친구들과 뷔페에 가면 저마다 먹는 양이 다르다. 누구는 한 접시만 먹어도 배가 부르지만, 서너 접시 이상 먹어도 배가 안 차는 사람도 있다. 우리의 몸은 밥을 어느 정도 먹으면 렙틴이 분비되며 식욕을 떨어뜨리고 그만 먹으라는 신호를 보낸다. 그런데 어떤 사람들은 렙틴에 둔감해져서 남들만큼 먹어도 식욕이 잘 떨어지지 않는다. 더 많이 먹게 된다. 이러한 현상을 '렙틴 저항성'이라고 부른다. 렙틴에 저항한다는 뜻인데, 우리 몸이 렙틴에 잘 반응하지 않는다고 이해하면 된다. 렙틴이 아무리 많이 분비되어도 우리 몸이 알아채질 못한다. 그러니 식욕이 잘 떨어지지 않고 계속 먹기만 하는 것이다.

렙틴 저항성을 가진 사람들은 계속 배가 고프고, 음식물 과다 섭취와 체중 증가를 나타낸다. 이것은 비만으로 이어지는 지름길이 된다. 실제로 비만 환자 중 많은 경우가 '고렙틴혈증'을 나타내는데, 이는 체내 렙틴 농도가 계속 높다는 뜻이다. 렙틴이 넘치고 남아도는 상황임에도 식욕이 줄지 않아 먹고 또 먹는다.

어찌하여 이런 역설적인 상황에 빠지게 되는가? 바로 렙틴은 많이 분비되지만 분비된 렙틴이 우리 뇌에 충분한 신호를 전달하지 못하기 때문이다. 배가 부르니까 그만 먹으라고 렙틴이 아무리 소리쳐도 뇌는 듣지 못한다. 오히려 뇌는 렙틴이 부족하다고 착각하면서 우리 몸에게 더 먹으라고 명령을 내리는 상황에 빠지게 된다. 그 이유는 무엇일까?

몸살에 걸려 본 적 있을 것이다. 몸살에 걸리면 계속 으슬으슬하고 춥다. 옷을 아무리 껴입어도 춥다. 하지만 체온은 40도에 가깝게 올라가 있다. 렙틴에 대한 뇌의 착각도 이와 유사하게 매우 역설적인 것이다.

마찬가지로 비만인 사람들은 평소 많이 먹기 때문에 몸에 에너지는 매우 풍부하다. 하지만 뇌는 반대로 에너지가 매우 부족하다고 인식해 버린다. 그래서 에너지를 더 많이 저장하도록 명령을 내린다. 그러니 계속 살이 찌는 것이다.

매운 음식을 한 입 먹으면 처음에는 정말 맵게 느껴진다. 그런데 두 입 세 입 먹다 보면 그 매운맛이 점점 약하게 느껴진다. 이것을 '순응'이라고 한다. 강한 자극을 계속 느끼면 감각 기관이 피로를 느끼고 무뎌진다. 렙틴도 마찬가지다. 렙틴의 농도가 지나치게 높은 상황이 지속되면 뇌에서 렙틴의 민감도가 떨어지는 역효과가 나타난다. 렙틴이 많지만 제대로 작용하지 못하는 이러한 상황이 바로 '렙틴 저항성'이다.

렙틴과 운동

비만인 사람은 렙틴이 높아도 제대로 작용하지 못한다. 식욕 억제가 되지 않고 포만감도 느끼지 못하는 상태다. 음식을 조금만 덜 먹어도 극심한 배고픔을 느낀다. 그리고 음식을 먹은 지 조금만 지나도 식욕을 강하게 느낀다. 렙틴의 역설에서 벗어나는 가장 좋은 방법의 하나는 '운동'이다.

하지만 단기적인 운동이 아니라 6개월 이상의 장기적인 계획이 필요하다. 너무 무리한 강도의 운동보다는 6개월 이상 지속할 수 있는 강도의 운동을 할 것, 이것이 핵심이다. 하루에 30분 이상, 1주일에 3일 이상의 운동이면 충분하다.

주변의 비만인 중에서 운동을 시작해서 1~2개월의 단기간에도 충분한 체중 감량 효과를 보는 경우는 많다. 빠르면 운동을 시작한 지 2주일 만에 체중이 5kg 이상 감량되는 일도 있다. 왜냐하면 평소에 안 하던 운동을 하니 일단은 칼로리 소모가 되기 때문이다. 그런데 잠시 뿐이다. 도저히 살이 빠지지 않는 한계에 곧 봉착한다.

6개월 이상 지속하지 못하고 그만둔다면 몸속 깊이 자리 잡은 렙틴의 마수를 떨쳐낼 수가 없다. 렙틴의 악순환을 뿌리째 바꿔야 하는데 단기간으로는 어림도 없다. 결국 운동을 그만두면 다시 살이 쪄 버린다. 몸이 기억하는데 어찌하랴. 습관이라는 것이 그만큼 무섭고, 그 습관은 바로 호르몬에서 비롯된다.

렙틴 다이어트

렙틴이 제대로 기능하지 못하는 렙틴 저항성의 원인으로 가장 자주 지목되는 것이 바로 비만과 스트레스다. 특히 우리가 스트레스를 받으면 '코르티솔'이라는 호르몬이 분비된다. 그런데 코르티솔은 뇌에서 렙틴의 작용을 방해하는 역할을 한다. 코르티솔 때문에 우리 뇌는 렙틴을 잘 받아들일 수 없게 되어 버리고, 렙틴 저항성 그리고 비만으로 이어진다. 따라서 스트레스를 덜 받는 좋은 생활 습관으로 렙틴 저항성에서 벗어나 보자. 대신 식욕을 낮추는 렙틴의 이점을 살린 건강한 다이어트를 시작하자.

건강한 숙면을 한다

렙틴은 수면과 밀접한 관계를 맺고 있다. 수면이 부족하면 뇌의 기능에 나쁜 영향을 미친다. 그리고 렙틴의 수치가 감소하며 오히려 그렐린의 수치가 높아져서 식욕이 증가한다. 렙틴과 그렐린의 균형을 맞추기 위해 하루에 최소 6~7시간 정도는 자는 게 좋다. 또한 충분히 잠을 자지 못한 몸은 많은 스트레스를 받는다. 스트레스를 받으면 분비되는 호르몬인 코르티솔은 렙틴이 뇌에서 작용하는 것을 방해한다. 렙틴이 제대로 일하기 위해서 숙면은 꼭 필요하다.

천천히 먹는 습관을 들인다

밥을 먹으면 소화가 시작하고 혈당이 높아진다. 혈당은 혈액 내의 당분 수치다. 그런데 밥을 먹는 행위를 뇌가 인식해서 렙틴이 분비되는 데까지 약 20분의 간격이 존재한다. 따라서 렙틴이 분비되기도 전에 밥을 허겁지겁 다 먹어 버리면, 뒤늦게 배부름을 느끼더라도 이미 과식을 해 버린 후다. 음식을 천천히 꼭꼭 씹어 먹는 습관을 들이면 식사 속도도 자연히 느려진다. 그러면 렙틴이 온전히 작용할 시간을 벌어 렙틴은 마음껏 일할 수 있게 된다. 밥을 적당히 먹으면 자연스럽게 배도 불러 온다. 다른 사람들과 함께 이야기를 나누며 천천히 식사하는 것도 좋다.

고지방 음식을 피한다

요즘 저탄고지 다이어트가 주목받고 있는데, 갑자기 고지방식을 피하라니 낯설게 느껴질 수도 있다. 하지만 고지방식은 실제로 비만의 주범으로 지목된다. 고지방식은 뇌를 교란시켜서 렙틴이 잘 작용하지 못하게 한다. 여기서도 뇌가 렙틴을 잘 받아들이지 못하는 렙틴 저항성을 또 찾아볼 수 있다. 그러므로 고지방식을 많이 섭취하기보다는 영양소 균형이 잘 잡힌 식사를 하는 것이 좋다.

렙틴이 일을 잘하도록 하려면 탄수화물, 단백질, 지방 3대 영양소의 균형이 중요하다. 3대 영양소의 균형은 탄수화물 40%, 단백질 40%, 지방 20% 정도의 비율을 유지하길 권장한다. 특히 단백질의 비율이 높은 식사를 할 때 렙틴이 가장 잘 분비되고 작용도 원활하다고 한다. 아침 식사로는 약 20~30g의 단백질 공급 음식을 먹는 것이 좋다. 달걀 1개에 약 7g의 단백질이 함유되어 있으므로 달걀로 따지면 약 3~4개 정도에 해당한다.

식사는 제때 먹고, 저녁 식사 후에는 아무것도 먹지 않는다

아침, 점심, 저녁 세 끼는 되도록 제시간에 챙겨 먹자. 그리고 야식은 반드시 피해야 한다. 특히 자기 전 3시간 전부터는 되도록 음식을 먹지 않는 것이 좋다. 야식이 삶의 낙이라는 사람도 많지만, '야식 증후군'이라는 표현까지 존재할 정도로 야식은 다이어트에 좋지 않다. 오후 7시 이후에 먹는 음식량이 종일 먹은 음식량의 절반을 넘는 상태가 바로 야식 증후군이다.

어른들이 '밥은 제때 챙겨 먹어라'는 말을 많이 하는데, 모두 과학적인 근거가 있는 말이다. 미국 하버드의과대학의 연구진이 실시한 연구에 따르면, 음식을 먹는 양뿐만 아니라 음식을 먹는 시간도 중요하다고 한다. 연구진은 체중이 많이 나가는 16명의 사람을 대상으로 실험을 진행했다.

참가자들은 두 그룹에 배정되었는데, 한쪽은 이른 시간에 식사하게 했고, 다른 쪽은 그로부터 4시간 후의 늦은 시간에 식사하게 하였다. 단 두 그룹의 식사량은 같았다. 연구진은 참가자의 체중과 식욕 상태를 매일 점검하였다. 혈액 검사를 통해 호르몬 수치도 측정하였다.

실험 결과 더 늦은 시간에 식사를 한 그룹의 참가자들은 체중과 지방 비율이 확연히 증가했다. 그리고 식욕도 확실히 증가했다고 답하였다. 특히 이들은 저녁 식사를 매우 늦은 시간에 하게 되었는데, 말 그대로 야식을 먹은 셈이다. 호르몬 수치를 측정해 보니 식욕 유발 호르몬인 그렐린의 수치는 12%나 더 높았다. 반면 식욕 억제 호르몬 렙틴의 수치는 6% 낮아져 있었다. 특히 아침에 기상한 직후에는 그렐린 수치가 무려 34% 더 높게 관찰되었다. 밤늦게 식사를 했는데도 아침 일찍부터 식욕이 폭발적으로 증가해 버린 셈이다. 야식의 폐해는 이것이 다가 아니다. 야식은 보통 고칼로리에 나트륨 폭탄이다. 이는 성인병과 같은 각종 질환으로도 쉽게 이어질 수 있다.

인슐린,
호르몬 중의 호르몬

그렐린과 렙틴에 이어서 살펴볼 호르몬은 인슐린이다. 아마 가장 많이 들어 본 호르몬일 것이다. 수많은 호르몬이 우리 몸에서 일하고 있지만 인슐린은 그중에서도 너무나 중요한 호르몬이다. 말 그대로 호르몬 중의 호르몬이다.

인슐린과 당뇨병

대표적인 성인병인 당뇨병을 간단하게 설명하면 다음의 3단계만 알면 된다.

> 1단계 음식을 먹으면 혈당이 높아진다.
> 2단계 혈당이 높아지면 췌장에서 인슐린이 분비되어서 혈당이 낮아진다.
> 3단계 하지만 인슐린이 제대로 작용하지 못해 혈당이 낮아지지 않고 높게 유지된다.

이것이 당뇨병 환자가 겪는 문제다. 혈당이 매우 높아서 소변에까지 혈당이 존재해 버리는 상태가 된다. 그래서 소변이 달아지는 병 즉 '당뇨병'이라고 부르는 것이다. 대한당뇨병학회의 발표에 따르면 당뇨병을 앓고 있는 한국인의 비율은 2016년에 이미 전체 인구 중 13.7%를 넘어섰다. 특히 중요하게 눈여겨보아야 할 점은 젊은 층이라고 할 수 있는 40세 미만의 당뇨병 환자 비율이 점점 증가하고 있다는 것이다.

기존에는 당뇨병이 50대, 60대 이상에서 주로 발병하기 때문에 그 연령대에 맞춘 진료가 이루어졌다. 하지만 갈수록 발병 나이가 내려가고 있다는 것이다. 운동량 감소, 활동량 감소, 과도한 스트레스, 서구화된 식습관, 과식 등이 그 원인으로 많이 꼽힌다.

젊은 연령대의 사람들은 특히나 건강검진과 건강 관리를 소홀히 하기 마련이다. '아직 젊은데 내가 설마 병이 있겠어'라는 안일한 생각도 있다. 무엇보다도 공부와 일에 바빠서 건강 돌볼 시간을 내기가 어렵다. 역시나 비만을 안 짚고 넘어갈 수가 없다.

대한당뇨병학회에 따르면 비만은 당뇨병의 가장 흔한 원인 중 하나로 꼽힌다. 당뇨병 환자 중에서 비만이 동반된 당뇨병 환자의 비율이 이미 48%를 넘어섰다. 심지어 당뇨병 환자 중에서 복부 비만을 가지고 있는 당뇨병 환자의 비율은 58.8%로 더 높은 수치다. 실제로 비만인 사람의 당뇨병 발병률이 높다. 비만인은 건강한 체중의 사람보다 당뇨병에 걸릴 확률이 약 6배 정도 더 높다고 한다. 그리고 비만은 당뇨병을 악화시키기도 해서 더 위험하다.

우리 몸의 혈당 즉 혈액 중의 당분은 췌장에 의해서 조절된다. 췌장은 인슐린이라는 호르몬을 생성하는 곳이다. 인슐린은 혈액의 당분을 우리 몸 안으로 흡수시켜서 혈당을 낮추는 호르몬이다. 인슐린은 당분을 세포 내로 운반하여 세포에서 에너지로 사용할 수 있게끔 한다. 또는 당분을 간으로 운반하여 나중에 사용할 수 있도록 저장하는 역할을 한다.

비만인 사람은 복부를 비롯한 몸 곳곳에 지방이 많이 낀다. 간도 마찬가지인데, 비만인 사람들은 간에 지방이 많이 낀 상태인 지방간을 많이 앓고 있다. 지방간의 주원인으로는 알코올뿐만 아니라 비만도 많이 지목된다. 일반적으로 비만 환자의 60~80%가 비알코올성 지방간을 동반한다.

그런데 간은 당분을 저장하는 기능도 있다고 하였다. 인슐린의 역할이 바로 간으로 당분을 운반해서 글리코겐 형태로 저장하는 것이다.

그런데 간에 지방이 가득 끼어 있으면 당분이 저장될 공간이 사라져 버린다. 자리가 없으니 혈액 중에 당이 그대로 남아 떠돌게 된다. 호텔에 방이 꽉 차 버렸기 때문에 입실을 못 하는 상황과 마찬가지다.

그러면 혈중에 넘치는 당분을 어떻게든 낮추기 위해서 췌장이 무리하게 된다. 인슐린을 더 짜내서 분비하려고 한다. 그렇게 췌장에 부담이 늘다 보면 결국 기능이 고장나 버린다. 인슐린 분비 장애가 오는 심각한 상황에 도달하는 것이다. 스스로 혈당을 조절하는 능력을 잃어버렸으니 그대로 당뇨병 진단을 받게 된다. 약이나 인슐린 주사에 의존하여 당을 조절할 수밖에 없다.

인슐린과 근육

인슐린은 근육 발달에 중요한 역할을 한다. 인슐린은 근육 세포의 포도당 흡수를 쉽게 만들어 준다. 근육 세포 안으로 들어간 포도당은 근육이 힘을 내는데 에너지원으로 쓰이며, 나중에 사용하기 위해 글리코겐이라는 형태로 저장되기도 한다.

이렇게 글리코겐으로 저장된 포도당은 나중에 운동할 때 쓰인다. 근육이 더욱 많은 힘을 낼 수 있도록 연료가 되어 준다. 게다가 인슐린은 근육 세포의 단백질 합성을 촉진한다. 운동 후에 인슐린을 주사하면 근육 세포의 단백질 합성이 67%나 증가한다는 연구 결과도 있다. 인슐린은 당분뿐만 아니라 아미노산이 근육 세포 내부로 이동하는 것도 도와준다. 아미노산은 단백질의 구성 요소다. 근육 세포 안으로 이동한 아미노산은 단백질로 다시 합성된다.

인슐린에 의해 근육 세포 내부로의 아미노산 이동이 2.5배나 더 많아진다. 인슐린이 많이 분비되면 근육의 성장과 회복에 더 좋은 환경을 만들어 준다. 인슐린은 혈관을 확장해 혈류를 증진시킴으로써 근육에 영양분과 산소의 전달도 돕는다. 근육은 영양소와 산소가 가장 많이 필요한 조직 중 하나로 인슐린은 근육에 너무나 고마운 존재인 셈이다.

인슐린 저항성

인슐린 저항성이란 말 그대로 인슐린에 반응하지 않고 저항하는 상태를 뜻한다. 근육, 지방, 간과 같은 곳에 있는 세포가 인슐린에 잘 반응하지 않는 것이다. 인슐린은 세포가 당분을 흡수하도록 하는 호르몬인데, 세포가 인슐린에 반응하지 않으니 세포 내부로 당분이 잘 흡수되지 못한다.

반면 췌장은 당분이 세포로 들어가는 것을 돕기 위해 더 많은 인슐린을 분비하면서 무리하게 된다. 그래서 인슐린 저항성이 높은 사람은 인슐린이 계속해서 많이 분비되고 있지만 정작 인슐린이 제 기능을 하지 못하는 딜레마에 빠진다. 그러면 인슐린을 분비하는 췌장의 부담이 늘어나고 췌장이 고장이 난다. 혈당 조절이 되지 않으니 결국 당뇨병이 온다. 높은 인슐린 저항성은 당뇨병으로 향하는 지름길이라는 것을 기억하자.

그렇다면 인슐린 저항성을 개선하는 방법에는 어떤 것이 있을까? 높은 인슐린 저항성을 극복하고, 우리 몸의 세포들이 인슐린을 더욱 잘 받아들일 수 있도록 하는 방법이 있다. 바로 운동을 통한 활동적인 생활 습관이다. 인슐린 저항성을 퇴치하는 가장 좋은 방법의 하나인 운동은 혈류를 개선하고 지방을 태워 우리 몸을 인슐린에 더 민감하게 만들어 준다. 운동을 통해 근육을 늘리면 더욱 좋다. 근육은 당분을 활발하게 사용하는 장소이자 당분을 많이 저장하는 저장고의 역할도 한다. 근육을 만드는 것은 혈액을 떠도는 당분이 안으로 들어갈 수 있는 집을 만들어 주는 것에 비유할 수 있다.

인슐린 저항성 체크 리스트

현재 당뇨병을 앓고 있지 않더라도 다음에 해당하는 항목이 많다면, 인슐린 저항성의 위험 요인을 안고 있을 수 있다.

- 복부 비만 : 남성의 경우 40인치, 여성의 경우 35인치가 넘는 허리둘레
- 1주 1회 이하의 적은 운동량
- 탄수화물 함량이 높은 식단
- 잦은 음주와 과음
- 흡연
- 50세 이상의 나이
- 물을 마셔도 계속해서 나타나는 갈증

비록 일시적으로 인슐린 저항성이 생길 수는 있다. 하지만 이것이 계속 유지되는, 만성적으로 인슐린 저항성이 높은 상태라면 비만과 당뇨병으로 이어질 수 있기 때문에 주의가 필요하다. 다행히 식단만 바꾸어도 인슐린 저항성을 극복할 수 있다. 적절한 운동, 스트레스 감소, 숙면도 인슐린 저항성 극복에 도움이 된다.

인슐린 다이어트

식단에서 단백질 비율을 늘린다

육류, 달걀, 생선, 요거트, 견과류를 식단에 많이 포함하면 혈당 개선에 많은 도움이 된다. 단백질을 많이 먹으면 탄수화물의 소화를 늦추며 당분이 혈액으로 흡수되는 속도도 늦춘다. 즉 혈당과 인슐린 수치를 안정적으로 유지할 수 있다. 또한 단백질은 포만감을 더 많이 들게 하고 더 오래 느낄 수 있게 해 준다.

설탕과 정제 탄수화물을 적게 먹는다

설탕이 든 음료는 흡수가 너무 빨라서 혈당을 지나치게 빠르게 올려 버린다. 물이나 탄산수와 같이 설탕이 첨가되지 않은 음료를 마시자. 또한 정제 탄수화물도 조심해야 한다. 정제 탄수화물이란 처리하고 가공하는 과정에서 영양소와 섬유질이 제거된 탄수화물을 말하는데, 3백 식품인 흰 쌀, 흰 밀가루, 흰 설탕이 대표적인 정제 탄수화물이다. 정제 탄수화물은 다음의 3가지 단점을 가진다.

- 영양소가 부족하다.
- 소화와 흡수가 빠르다.
- 혈당을 급격히 상승시킨다.

유산소 운동과 근력 운동을 병행한다

만일 비만이나 과체중이라면 식사 후에 2분 정도 걷는 습관을 들여보자. 식후 혈당 수치를 조절하는 데 도움이 된다. 달리기나 자전거와 같은 유산소 운동을 꾸준히 하여 체중의 5~10%만 감량해도 인슐린 저항성이 빠르게 개선이 될 수 있다. 다시 말하면 더 많이 움직이고 덜 앉는 습관이 중요하다. 근육은 혈당을 흡수하는 저장고와 같은 역할을 한다. 근력 운동을 열심히 해서 근육을 많이 만들자. 특히 혈당을 가장 많이 저장할 수 있는 허벅지 근육을 단련하면 좋다. 허벅지는 전체 근육의 약 40%를 차지할 정도로 큰 근육이다. 허벅지 근육을 발달시키면 신체 전반적인 근육량이 상승하여 신체 능력이 좋아진다.

코르티솔,
스트레스 호르몬

코르티솔은 '스트레스 호르몬'이라고도 불린다. 코르티솔은 신장 위쪽에 붙어 있는 '부신'이라는 곳에서 분비된다. 우리가 스트레스를 받으면 코르티솔이 분비되어 뇌에 경보를 올린다. 심박수와 에너지 소모를 증가시키고, 감각이 날카로워지며 근육이 긴장한다.

급박한 상황에 부닥치면 코르티솔이 많이 분비될 수 있다. 하지만 평소 만성적인 스트레스로 인해서 코르티솔 수치가 높은 상황이 지속되는 것은 몸에 매우 해롭다. 심장 질환, 당뇨병, 무기력증, 고혈압, 수면 장애, 체중 증가와 같은 많은 문제가 발생하기 때문이다. 충분하지 않은 수면 시간과 자다가 자주 깨는 수면 습관은 코르티솔 수치를 높인다.

높은 코르티솔 수치는 다이어트의 독이다. 코르티솔은 스트레스를 받으면 분비되는데, 스트레스를 받는 상황을 우리 몸에서는 위기로 인식한다. 따라서 위기를 대비하기 위하여 에너지를 비축해 놓으려고 한다. 그래서 높은 코르티솔 수치가 지속되면 허리 주위에 지방의 축적이 늘어난다. 그리고 지방 세포가 지방을 더 많이 저장한다. 다음은 코르티솔 수치를 건강하게 유지하는 방법이다.

❶ 수면의 질 개선하기

불면증, 수면 시간 부족, 수면 무호흡증, 규칙적이지 않은 수면 습관은 우리 몸에 엄청난 스트레스를 주며 높은 코르티솔 수치를 유지한다. 수면과 스트레스의 관계는 여러 번 강조할 만큼 중요하므로 유의해야 한다. 잘 때 베개의 높이를 잘 조정해 보자. 고개를 숙인 상태가 아닌 고개를 살짝 든 상태가 호흡하기 가장 편안한 자세다.

❷ 규칙적이고 과도하지 않은 적당한 운동하기

운동을 고강도로 과도하게 하면 일시적으로 코르티솔 수치가 높아질 수 있다. 하지만 적당한 양의 규칙적인 운동은 전반적인 건강을 개선하고, 스트레스 수준을 낮추어 코르티솔 수치를 감소시키는 데 도움이 된다. 1주일 중 5일 정도는 30분 이상의 운동을 적당한 강도로 하면 좋다.

❸ 적절한 체중 유지하기

비만은 코르티솔 수치를 증가시킬 수 있고, 증가한 코르티솔은 다시 체중 증가를 초래할 수 있다. 완전히 악순환인 셈이다. 그래서 적절한 체중을 유지하는 것이 중요하다.

❹ 균형 잡힌 식단하기

과도한 설탕, 정제된 탄수화물, 포화 지방이 많은 식단은 섭취만으로도 코르티솔 수치가 높아질 수 있다. 실제로 과일, 채소, 곡물이 풍부한 지중해식 식단이 코르티솔 수치를 낮추는 데 큰 도움이 된다고 한다.

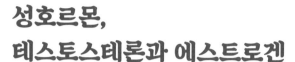

성호르몬,
테스토스테론과 에스트로겐

테스토스테론은 '남성 호르몬', 에스트로겐은 '여성 호르몬'으로 불린다. 성호르몬은 생식계, 면역계, 골격계, 심혈관계 등에 방대한 영향을 미치는 중요한 호르몬이다. 성호르몬은 다양한 역할을 하고 있다. 그중에서도 비만과 관련된 역할도 하고 있다.

중년에 접어든 남성은 왜 뱃살이 늘고 비만이 되기 쉬울까. 중년기의 남성은 노화로 인해 청년기보다 테스토스테론의 농도가 떨어져 있다. 남성의 성호르몬인 테스토스테론은 지방 세포에 작용해서 체지방 분해를 촉진하는 역할을 한다. 그런데 테스토스테론이 적으니 지방이 잘 분해되지 않는다. 지방이 분해되지 않으니 계속 쌓이고 그러다 보니 살이 찌는 것이다.

마찬가지로 에스트로겐은 여성의 성호르몬이다. 남성 호르몬인 테스토스테론이 정소에서 분비되듯, 여성 호르몬인 에스트로겐은 난소에서 분비된다. 그런데 흥미롭게도 에스트로겐은 지방 세포에서도 분비된다고 한다.

지방 세포는 식욕 억제 호르몬인 렙틴뿐만 아니라 에스트로겐도 분비한다. 지방 세포에서 분비하는 에스트로겐은 지방을 축적하는 데 많이 이바지한다. 남성의 평균 체지방률은 22%, 여성의 평균 체지방률은 31% 정도다. 여성이 남성보다 체지방률이 높은 이유 중 하나도 지방 세포에서 분비되는 에스트로겐 때문이다.

다시 테스토스테론으로 돌아가 살펴보면, 테스토스테론은 근육량과 힘을 증가시키는 호르몬이다. 남성이 여성보다 평균적으로 근육량이 많은 것도 테스토스테론 때문이다. 그런데 나이가 들수록 테스토스테론 수치는 낮아지고, 테스토스테론 수치가 줄면서 근육량과 활력도 같이 줄어든다.

활력을 잃어 우울증이 찾아오기 쉽고 성욕도 줄어든다. 완전히 나이에 굴복해 버리는 것이다. 테스토스테론은 남성 호르몬이지만 여성에게서도 분비되며, 여성에게도 중요한 호르몬이다. 여성의 테스토스테론 농도는 남성과 비교하면 1/10 정도밖에 되지 않는다. 하지만 테스토스테론이 부족하면 근육량, 활력, 성욕이 줄어드는 것은 여성 또한 마찬가지다.

줄어드는 테스토스테론을 회복하고 활력을 되찾는 방법에는 여러 가지가 있다.

❶ 자주 운동하기

운동을 하면 테스토스테론 수치가 높아진다. 운동을 많이 하는 사람이 오랫동안 앉아 있는 사람보다 테스토스테론 수치가 높다. 테스토스테론 수치 상승을 위한 가장 좋은 운동은 유산소 운동과 근력 운동 모두를 어느 한 곳에 치우치지 않고 적절히 병행하는 것이다. 특히 우리 몸의 큰 근육을 사용하는 3대 운동이 효과적이다. 확실하게 근육을 자극하면 테스토스테론이 폭발적으로 분비될 수 있다.

❷ 건강한 수면 취하기

하루 중 테스토스테론의 생산은 자는 동안에 많이 이루어진다. 그러므로 충분한 수면 시간이 중요하다. 특히 성장기에는 최소 7시간에서 9시간 정도의 잠을 자는 것이 좋다. 여러 사람을 대상으로 1주일간 수면 시간을 불충분하게 준 다음 테스토스테론 수치 변화를 확인하는 실험을 하였다. 실험 결과 1주일간 잠을 충분히 자지 못한 사람들은 테스토스테론 수치가 정상 수치보다 10~15% 정도 낮았다.

수면 부족은 근육에도 악영향을 미친다. 수면 시간이 근육 합성에 어떤 영향을 미치는지에 관한 연구가 있다. 24명의 사람을 두 그룹으로 나누어 한 그룹은 8시간 동안 충분히 자게 하였다. 그리고 다른 그룹은 4시간만 자게 하였다. 두 그룹의 근육 합성량을 측정한 결과 4시간만 잔 그룹은 8시간 잔 그룹보다 근육 합성량이 19% 정도 감소했다. 운동만큼 수면도 근육에 중요한 것이다.

❸ 테스토스테론 활성화에 좋은 음식 먹기

굴, 마늘, 달걀, 올리브유, 생강, 양파, 유제품 등이 대표적인 테스토스테론 식품이다. 고금을 통틀어 정력에 좋다고 알려진 음식들에 많이 포함되어 있음을 알 수 있다.

쥐를 대상으로 한 단백질 섭취량과 테스토스테론 수치에 관한 연구가 있다. 연구 결과 섭취한 단백질의 양이 적을수록 테스토스테론 수치가 낮아졌다. 그리고 정소의 크기도 감소했다. 단백질을 충분히 섭취하지 않으면 테스토스테론 수치와 생식 기능이 저하되는 것이다.

하루에 최소 65g의 단백질을 섭취하는 것이 테스토스테론 수치를 위해서 권장된다. 과도한 칼로리 제한은 테스토스테론 수치를 감소시킬 수 있다. 특히 탄수화물 섭취를 과도하게 줄이면 테스토스테론 수치가 감소한다. 이러한 원인으로 스트레스 호르몬인 코르티솔이 꼽힌다.

우리 몸은 탄수화물 섭취가 제한되면 스트레스 호르몬인 코르티솔의 분비를 현저히 증가시킨다. 탄수화물이 혈당 올리는 작용을 하는데, 탄수화물이 적으면 혈당이 충분히 올라가지 않기 때문이다. 이것을 우리 몸이 스트레스 상황으로 인식하고 코르티솔을 분비해 혈당을 올리려고 하는 것이다. 그런데 코르티솔의 분비가 증가하면 테스토스테론의 분비가 그만큼 감소한다. 코르티솔과 테스토스테론은 원료 물질이 동일하기 때문이다. 준비한 재료는 한정적인데, 코르티솔을 만드느라 다 써 버려서 테스토스테론을 못 만드는 상황이라고 이해하면 쉽다. 그래서 건강한 테스토스테론 수치를 위해서는 탄수화물을 과도하게 줄이지 말고, 어느 정도는 섭취하는 것이 좋다.

멜라토닌,
수면 호르몬

우리 몸은 하나의 생체 시계다. 유럽이나 미국으로 여행을 갔을 때 시차 적응에 어려움을 겪어 본 적 있을 것이다. 수면, 호르몬, 심박수, 혈압, 체온 등은 24시간 주기에 맞추어 세팅되어 있다. 이러한 주기 즉 생체 리듬을 조절하는 호르몬이 바로 멜라토닌이다.

멜라토닌은 뇌에 있는 '송과선'이라는 곳에서 분비된다. 신체의 일주기 리듬을 조절하여 자연스러운 수면 주기를 조절하는 역할을 한다. 멜라토닌은 어두운 환경에서 분비되어 수면을 유도하며, 숙면에 중요한 역할을 한다. 멜라토닌은 심지어 불면증을 겪는 사람에게 약으로 처방되기도 한다.

멜라토닌은 이외에도 여러 가지 효과가 있다. 면역 기능, 혈압, 코르티솔 분비에도 관여한다고 알려져 있다. 산화에 의해 발생하는 해로운 물질로부터의 세포 손상을 방지하는 '항산화제'로서의 역할을 한다. 또한 기분을 조절해서 우울증에 걸리지 않게 도와주기도 한다.

불면증을 앓고 있는 환자 50명을 대상으로 한 연구에 따르면, 잠자리에 들기 2시간 전에 멜라토닌을 복용하면 더 빨리 잠들고 전반적인 수면의 질이 향상되는 것으로 나타났다. 총 수면 시간 또한 증가했다.

세로토닌과 멜라토닌

수면 호르몬인 멜라토닌은 세로토닌이라고 불리는 호르몬으로부터 만들어진다. 세로토닌은 주로 기분을 조절하는 호르몬이다. 기분을 조절하고 행복과 평온을 느끼게 해 준다. 또한 기억력을 좋게 하고, 여러 대사 과정에도 관여하는 중요한 호르몬이기도 하다. 무엇보다도 세로토닌과 멜라토닌 사이에는 밀접한 관계가 있다.

멜라토닌의 원료가 바로 세로토닌이다. 멜라토닌이 세로토닌으로부터 만들어지기 때문에 세로토닌이 부족하면 멜라토닌 생성에 문제가 생길 수 있다. 멜라토닌 생성에 문제가 생기면 불면증이 생긴다. 잠이 들더라도 깨어난 후에는 큰 피로감을 느낀다. 따라서 원활한 수면 리듬을 도와주는 멜라토닌이 잘 생성되도록 해야 한다. 그러려면 먼저 세로토닌이 충분해야 한다.

먼저 세로토닌이 'N-아세틸 세로토닌'이라는 중간 물질로 변환되는 과정이 일어난다. 이때 주변이 적당히 어두워야만 이 작용이 활발히 일어난다. 이어서 N-아세틸 세로토닌이 멜라토닌으로 변환된다. 어두움이라는 조건을 만족하고 세로토닌이 많을수록 멜라토닌이 더 많이 생성될 수 있다.

그러므로 취침 30분 전부터 최대한 눈에 빛을 노출하지 않는 것이 좋다. 잠들기 전 휴대폰 화면을 피하고, 창문을 통해 들어오는 바깥의 불빛이나 방 안의 작은 불빛도 차단하자. 수면 안대도 큰 도움이 된다. 이렇게 세로토닌이 멜라토닌으로 전환되는 과정도 중요하지만, 세로토닌을 충분히 보유하고 있는 것도 중요하다.

'장'은 체내에서 세로토닌을 가장 많이 저장하고 분비하는 곳이다. 우리 몸에서 만들어진 세로토닌은 무려 90% 정도가 장에 저장된다. 장이 건강하지 않으면 세로토닌의 가장 큰 저장고를 망쳐 버리는 셈이 된다. 또한 장은 영양소를 가장 많이 흡수하는 장기다. 그러므로 세로토닌을 만드는 원료의 확보를 위해서도 중요하다.

세로토닌은 '트립토판'이라는 아미노산을 원료로 만들어진다. 그런데 트립토판을 비롯한 아미노산의 흡수가 가장 많이 일어나는 곳이 바로 장이다. 그러므로 장을 지나치게 자극하는 기름진 음식, 매운 음식, 술과 같은 것은 줄이는 것이 좋다. 대신 발효 식품이나 유산균을 많이 섭취하면 장 내부의 유익한 균들을 늘려서 장내 환경을 개선해 준다. '장이 튼튼해야 정신도 튼튼하다'는 말은 바로 이럴 때 하는 이야기인 셈이다.

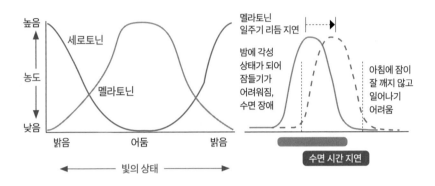

세로토닌과 멜라토닌의 상호 작용과 수면 지연

수면의 중요성

수면이 중요하다는 것은 다들 잘 느끼고 있다. 그렇다면 수면이 다이어트에 미치는 영향은 무엇일까? 하루에 7시간 미만으로 잠을 부족하게 자는 것은 더 높은 BMI 즉 높은 체질량 지수와 연관이 깊다.

30만 명 이상을 대상으로 한 수면과 체중의 관계에 관한 연구 자료의 분석 결과 하루에 7시간 미만으로 자는 사람의 비만 위험은 하루에 7시간 이상 자는 사람보다 무려 41%나 더 높았다. 짧은 수면 시간이 지방의 축적과 직접적으로 연관된 것이다.

특히 유아기의 수면 부족은 비만 위험이 40%나 더 증가한다. 그리고 청소년기의 수면 부족도 비만 위험이 30%나 더 증가한다. 이렇게 수면 부족이 비만을 유발하는 이유는 바로 호르몬의 변화 때문이다. 하루에 5시간만 잔 사람은 8시간을 잔 사람보다 그렐린의 농도가 14.9% 정도 더 높았고, 렙틴의 농도가 15.5%나 더 낮았다.

잠을 적게 자는 것은 우리 몸이 큰 스트레스를 받는 상황이다. 스트레스 상황에서는 에너지에 대한 갈망이 커진다. 교감 신경이 흥분하게 되고 우리 몸은 비상 체계를 가동한다. 에너지를 더 내기 위해서 그렐린이 많이 분비되면서 식욕이 증가한다. 식욕을 최대한 높여야 하니까 렙틴의 분비는 감소한다. 배고픔을 더 많이 느끼고 먹는 음식의 양도 늘어난다.

매일 4시간씩만 자면 이틀 만에 식욕이 23%나 증가한다. 잠을 적게 잔 다음 날 몸에 기력이 없는 현상을 경험해 보았을 것이다. 이는 활동량의 감소로 이어지고 같은 양을 먹어도 몸에 지방이 더 많이 쌓이게 된다. 깨어 있는 시간이 길면 전체적인 에너지 소모량이 증가한다.

그리고 늦은 밤에 오래 깨어 있을수록 음식을 먹고 싶은 욕망이 증가한다. 즉각적인 에너지 공급을 위해서 칼로리가 높고 자극적인 음식을 원하게 된다. 괜히 대표적인 야식에 치킨, 피자, 족발이 있는 것이 아니다. 야식이 생각나기 전에 빠르게 잠자리에 들자.

수면 다이어트

식단과 운동만큼 수면도 다이어트에 중요하다. 실제로 식단 관리와 과도한 운동에만 집착하고 건강한 수면을 등한시하는 사람들이 상당히 많다. 다이어트에 과도한 집착은 금물이다. 내가 하는 다이어트를 스트레스라고 인식하지 않아야 한다. 다이어트에서 비롯된 스트레스에 의해 건강한 수면을 하기 힘든 안타까운 상황에 빠지기 때문이다.

수면과 비만의 연관성은 어린이를 대상으로 한 연구에서 더 쉽게 확인할 수 있다. 3세 어린이의 경우 하루에 10시간보다 적게 잠을 잔다면 나중에 비만이 될 확률이 거의 2배나 높아진다고 한다. 어릴 때 비만이면 성인이 되어서도 계속 비만하기 쉽다. 지금부터 건강한 수면에 도움이 되는 방법들을 소개한다.

수면에 도움이 되는 음식을 먹는다

수면을 돕는 좋은 기능을 가진 음식들이 있다. 견과류는 우리 몸에서 수면 호르몬인 멜라토닌을 합성하는 데 필요한 재료를 공급한다. 그리고 견과류에는 수면의 질을 개선하는 미네랄인 마그네슘이 풍부하다. 또한 마그네슘은 스트레스 호르몬인 코르티솔을 낮추는 방식으로도 숙면을 도와준다.

생선에는 비타민 D와 오메가3이 풍부하다. 비타민 D는 멜라토닌 생성에 관여하는 대표적인 영양소다. 비타민 D가 부족하면 멜라토닌이 잘 만들어지지 못한다. 또한 비타민 D가 부족하면 수면에 들게끔 하는 생체 리듬이 고장 난다.

오메가3이 부족해도 멜라토닌이 잘 만들어지지 못한다. 그리고 오메가3은 수면에 관여하는 신경 전달 물질들의 작용을 돕는다. 그리고 뇌의 염증 반응을 억제하여 수면 장애를 완화할 수 있다.

잠들기 전 우유 한 잔을 마시면 수면에 도움이 된다는 이야기가 있는데, 실제로 우유와 같은 유제품에는 트립토판이라는 아미노산이 풍부하다. 이 트립토판이 바로 멜라토닌의 원료로 쓰이는 아미노산이다. 바나나에도 트립토판이 풍부하다.

낮에 근력 운동을 꾸준히 한다

근력 운동을 하면 깊은 잠을 40분 이상 더 잘 수 있다. 근력 운동과 유산소 운동을 같이 하면 전체적인 수면 시간이 17분 더 증가하는 효과가 있다. 수면 도중에 깨는 횟수도 줄어든다. 전체적인 수면의 질이 높아지는 것이다. 다만 너무 늦은 밤에 운동하는 것은 수면에 좋지 않다. 늦은 밤에 운동하면 몸이 쉬지 못하고 신진대사가 활발해진다. 따라서 몸이 각성 상태로 돌입하여 불면증에 시달릴 수 있다.

편한 잠자리 환경을 조성한다

자기 전에는 침실을 어둡게 유지하는 것이 좋다. 눈으로 들어오는 빛의 양이 줄어들어야 수면 호르몬인 멜라토닌이 원활하게 분비되기 때문이다. 그래서 자기 전에 전자 기기 화면을 보면 수면에 좋지 않다. 잠들기 전 1시간 전부터는 전자 기기 화면을 보는 것을 피하자.

너무 늦은 시간에 음식을 먹으면 음식을 소화해야 해서 우리 몸이 수면에 돌입하기 어려워진다. 혈액과 에너지가 소화 기관으로 몰리면서 잠자리에 드는 것을 방해한다.

카페인 섭취에도 주의하자. 카페인은 수면을 방해하는 강력한 각성 효과 물질 중 하나다. 커피 한 잔에 들어 있는 카페인은 수면 시간을 10분 이상 감소시킬 수 있다. 카페인은 잠들기 어렵게 하고, 수면의 질을 떨어뜨리며 수면 시간을 단축하는 수면의 적과도 같은 존재다.

그런데 매일 피로에 시달리는 사람은 커피 없이는 정상적인 생활이 불가능하다고 이야기한다. 아이스 아메리카노 한 잔이 마치 생명수와 같다. 그렇다면 커피는 언제까지 마시는 것이 좋을까? 실험에 참여한 사람들을 3개의 그룹으로 나누었다. 그리고 잠들기 바로 전, 잠들기 3

시간 전, 잠들기 6시간 전에 커피 2잔을 각각 마시게 하고 수면을 측정했다.

측정 결과 잠들기 직전에 커피를 마신 그룹은 평균적으로 1시간 정도 수면이 단축되었다. 그런데 잠들기 3시간 전에 커피를 마신 그룹도, 잠들기 6시간 전에 커피를 마신 그룹도 마찬가지였다. 두 그룹 모두 평균적으로 1시간 정도 수면이 단축된 것이다. 우리 몸에 들어온 카페인의 농도가 반으로 줄어드는 데에는 5~7시간 이상이 걸린다. 이것을 반감기라고 하는데, 카페인의 반감기는 생각보다 정말 길다. 잠들기 6시간 전에 카페인을 섭취해도 잠을 방해할 만한 충분한 양의 카페인이 남아 있다.

그러므로 늦은 오후와 저녁 시간에는 최대한 카페인 섭취를 하지 않는 것이 좋다. 카페인은 커피뿐만 아니라 초콜릿, 에너지 음료, 녹차 등 다양한 식품에도 함유되어 있다. 참고로 성인의 1일 카페인 권장량은 400mg 이하이다.

식품	카페인 함유량
아이스 아메리카노	200~400mg
초콜릿	40mg
에너지 음료	60~100mg
녹차	35mg

잠들기 전 녹차를 마시는 것은 수면에 도움이 된다고 하지만 별로 권장하고 싶지 않다. 녹차의 카테킨이라는 성분은 수면의 질과 양을 늘려 준다. 테아닌이라는 성분은 뇌의 기능을 개선하고 스트레스를 낮추는 작용이 있다. 그러나 표(183쪽)에서 볼 수 있듯이, 녹차에도 카페인이 들어 있기 때문에 오히려 수면에 지장을 줄 수도 있다. 더구나 카페인에 민감한 사람이라면 잠들기 전 녹차를 마시는 것이 수면에 큰 방해가 된다.

도파민,
중독 호르몬

　　　　　　　　예전에 강연하러 갔다가 들은 이야기가 기억난다. 기분이 안 좋을 때, 손뼉을 치고 웃으면서 '엔도르핀'이라고 반복해서 말하면 기분이 절로 좋아진다는 것이다. 그런데 가만 생각해 보니 틀린 말이다. 사실 엔도르핀이 아니라 도파민이 맞다. 엔도르핀은 우리 몸이 극심한 통증을 느낄 때 그것을 낮추기 위해서 나오는 호르몬이다.

　반면 우리 기분을 좋게 만들어 주는 호르몬은 도파민이다. 마침 '도파민 중독', '도파민 디톡스'가 화제기도 하다. 도파민은 뇌에서 분비되고, 우리 몸의 다양한 곳에 작용한다. 도파민은 뇌에 작용해서 쾌감, 만족감, 동기 부여를 느끼게 만든다. 그뿐만 아니라 기억력, 수면, 학습, 운동 등에도 관여한다.

행복 호르몬, 도파민

무언가를 성취하거나 즐거운 일을 할 때 기분이 좋다. 이는 뇌에서 도파민 분비가 증가했기 때문이다. 그런데 이 도파민이 주는 보상을 더 많이 느끼고 싶을 수 있다. 도파민이 주는 만족감은 순간적이지만 매우 강렬하다. 술을 마시면 또 마시고 싶은 것, 도박에서 이기고 큰돈을 벌자마자 또 도박하고 싶은 것, 마약을 하면 더 손대고 싶은 것은 바로 도파민이 주었던 쾌감을 다시 느끼고자 하는 것이다.

우리 뇌에는 항상 적당한 양의 도파민이 있어야 한다. 뇌에 도파민이 너무 많거나 적으면 주의력 결핍, 우울증, 조현병 같은 정신 질환에 걸릴 수도 있다. 도파민이 너무 많으면 공격성이 높아지고, 충동을 조절하는 데 어려움을 겪게 된다. 반면 도파민이 너무 적으면 의욕이 떨어지고 무기력하게 된다.

도파민 중독

도파민 중독은 우리 일상에서 쉽게 찾아볼 수 있다. 가장 대표적인 것이 숏폼 콘텐츠 중독이다. 숏폼 콘텐츠는 1분에서 5분 정도 길이의 짧은 영상이다. 짧고 간단하며 구미가 당기는 영상들을 보다 보면 자신도 모르게 빠져들게 된다. 한 편만 봐야지 하다가 어느 순간 대여섯 시간이 훌쩍 지나가 있다.

식욕도 마찬가지다. 사람의 가장 원초적인 욕구인 식욕. 먹고 싶던 음식을 드디어 먹게 되면 도파민이 폭발적으로 분비된다. 그러면 크나큰 만족감과 쾌감을 느끼게 된다. 그런데 이러한 도파민 자극에 반복적으로 노출되면 내성이 생긴다. 더 큰 자극을 추구하게 되는 것이다. 이전만큼의 쾌감을 느끼려면 더욱 맛있고 자극적인 음식을 먹어야만 한다. 그러면 맛있는 음식이 가져다주는 강렬한 자극에만 뇌가 반응하고, 일상생활에는 무감각해지게 된다. 집중력이 떨어지고 매사에 흥미를 잃어버린다. 맛있는 음식을 끊고 다이어트를 결심해도 그때뿐이다. 의지를 넘어서는 충동에 굴복해 버리고 만다. 그렇게 비만이 되는 것이다.

이런 사람들에게 도파민 디톡스를 추천한다. 원래 '디톡스'란 독소를 제거한다는 뜻이다. 하지만 우리에게 중독을 일으키는 대상을 '독소'라고 본다면, 아주 적절한 비유라 할 수 있다. 순간적인 쾌감을 유발하는 대상을 피하면서 중독에서 벗어나야 한다. 그 대상이 숏폼 콘텐츠든, 맛있는 음식이든 상관없이 중독된 바로 그 대상을 멀리해야 한다. 중독에 찌든 뇌를 환기하고, 대신 다른 건강한 즐거움을 추구해 보자.

건강한 취미를 하나 만드는 것이 좋다. '취미가 뭐예요?'라는 질문을 받았을 때 당황하지 않고 당당하게 말할 수 있는 그런 취미 말이다. 예를 들면 운동이나 악기 연주도 좋다. '제 취미는 러닝입니다', '제 취미는 피아노 연주입니다'와 같은 대답을 할 수 있다면, 이미 중독을 일으키는 각종 유혹으로부터 한 걸음 떨어져 있다고 봐도 좋다.

일상생활에서는 음악 듣기, 30분 정도의 산책, 심호흡과 명상 등이 도움이 될 수 있다. 열심히 공부하는 수험생, 열심히 일하는 직장인의 경우에는 1주일 중 하루 정도는 충분한 휴식을 취하자. 충분한 휴식은 도파민 자극을 높여야 한다는 강박 관념에서 벗어나는 데 도움이 될 수 있다. 그리고 쾌감을 느끼게 되는 행동을 하기 전에 자신을 돌아보는 것도 좋다. 셋을 세며 잠깐만 참아 보자. 기분이 어떤지, 지금 무슨 생각을 하고 있는지, 우려스러운 점이 있는지 한번 생각해 보자.

근육까지 성장시키는
성장 호르몬

다이어트와 성장 호르몬이 어떤 관련이 있는지 의아할 것이다. 보통 성장 호르몬은 뼈를 자라게 하고 키를 커지게 한다고 알고 있다. 실제로 성장기에 성장판이 열려 있을 때는, 성장 호르몬에 의해서 키가 자란다. 하지만 성장 호르몬은 우리 몸의 물질대사 과정에서 안 끼는 곳이 없을 정도로 중요하다. 키가 크지 않고 있더라도 성장 호르몬은 지금도 열심히 일하고 있다.

성장 호르몬은 대표적으로 배고플 때, 운동할 때, 깊은 잠을 잘 때 많이 분비된다. 성장 호르몬의 분비 장소는 '뇌'다. 특히 성장 호르몬은 공복 상태일 때 분비량이 매우 높다. 에너지가 부족한 상황에서 우리 몸의 대사를 활발하게 하여 에너지를 생성하기 위해서다.

성장 호르몬은 근육에 필수적인 존재다. 우리 몸은 수많은 세포로 이루어져 있고, 세포들은 끊임없이 분열하면서 수를 늘리고 있다. 성장 호르몬은 세포의 분열을 직접적으로 자극해서 근육의 성장과 회복을 도와준다. 또한 성장 호르몬은 근육에서 단백질의 생산을 촉진하는 효과도 가지고 있다.

성장 호르몬이 근육 발달에 도움이 되는 첫 번째 이유는 에너지 소모를 늘려 주기 때문이다. 성장 호르몬은 지방 분해를 촉진하고 신진대사를 활성화하는 효과가 있다. 이를 통해 운동할 때 근육의 수행 능력과 운동 효과를 증대시켜 준다. 또한 성장 호르몬은 단백질 합성을 촉진해서 직접적으로 근육을 발달시킨다. 이것을 성장 호르몬이 가지고 있는 '동화 작용'이라고 한다. 성장 호르몬은 아미노산이 근육 세포 내로 흡수되는 것을 촉진한다. 아미노산은 단백질의 원료다. 아미노산이 근육 세포 안으로 들어가 단백질로 합성되며 근육량을 증가시킨다.

또한 성장 호르몬은 근육과 힘줄에 중요한 성분인 콜라겐의 합성을 자극한다. 그리고 성장 호르몬은 우리 몸이 에너지를 생성하는 방식을 변화시킨다. 단백질을 소모해서 에너지를 생성하기보다는 주로 지방을 소모해서 에너지를 내는 방식으로 유도한다. 지방은 줄이고 단백질은 유지되도록 하는 것이다. 단식하면 성장 호르몬 분비가 늘어나서 근육 손실을 막아 준다. 성장 호르몬은 마치 근육을 지키는 수호천사 같다.

성장 호르몬이 부족하면 다음과 같은 증상이 일어난다.

- 체지방 특히 복부 지방, 내장 지방의 증가
- 근육의 손실과 운동 능력 저하
- 골밀도 감소
- 육체적, 정신적 에너지 감소
- 만성 피로
- 성욕 감퇴
- 심장 기능 저하와 혈압 상승

그렇다면 어떤 원인이 성장 호르몬 수치를 낮게 만드는지 알아보자.

❶ 비만

비만인 사람들의 성장 호르몬 수치는 정상인보다 낮다. 비만인 사람들은 혈액 중에 지방산이 많은데, 지방산이 많으면 뇌에서 성장 호르몬을 분비하는 데 방해가 되기 때문이다. 비만 중에서도 특히 복부 지방이 많으면 성장 호르몬 수치가 더 낮아질 수 있다. 그런데 성장 호르몬 수치가 낮아지면 지방의 분해도 감소한다. 그러면 지방의 축적이 늘어나 비만을 더욱 악화시킬 수 있다.

❷ 수면 부족

성장 호르몬의 분비는 수면 중 특히 깊은 수면을 할 때 최고조에 달한다. 따라서 충분한 수면 시간을 가지지 못하거나 잠을 깊게 자지 못한다면 성장 호르몬 분비에 문제가 생긴다.

❸ 노화

나이가 들면 젊을 때보다 뱃살이 늘어나고 운동을 해도 살이 잘 안 빠진다고 하는데 맞는 말이다. 실제로 20대인 사람이 30대, 40대, 50대가 될 때마다 성장 호르몬 수치가 매번 14%씩 떨어진다고 한다. 60대가 되면 20대의 절반 정도까지 성장 호르몬 수치가 떨어지는 것이다.

성장 호르몬 수치를 낮추는 원인을 살펴보았으니, 성장 호르몬을 건강하게 유지하는 방법도 소개한다.

❶ 계속 먹는 습관을 버린다

식사에도 휴식이 필요하다. 음식을 먹을 때는 확실히 먹고, 음식을 안 먹을 때는 확실히 먹지 않는 것이 좋다. 보통 오후 1시에 점심을 먹고 1시간 정도 지나면 출출해진다. 이때 간식에 손을 대는 행동은 좋지 않다. 성장 호르몬은 공복일수록 더 많이 분비되기 때문이다. 배가 고프지도 않은데 간식을 먹어 배를 채워 버리면 성장 호르몬이 줄어든다.

따라서 '간헐적 단식'과 같이 확실한 공복 시간을 가지는 다이어트 방법을 추천한다. 충분한 공복 시간으로 성장 호르몬 분비를 늘리는 좋은 방법이다. 게다가 근육을 지켜 주는 성장 호르몬 덕분에 단식 동안 근육의 손실도 덜 일어나게 된다.

❷ 단백질을 매 끼니마다 섭취한다

단백질을 먹으면 우리 몸에서 소화를 통해 아미노산으로 분해한다. 아미노산의 증가를 뇌에서 감지하면 성장 호르몬이 더 많이 분비된다. 아미노산 중에서도 아르기닌, 글루타민, 글리신 등이 특히 성장 호르몬 분비를 많이 자극한다. 다만 지방과 탄수화물은 성장 호르몬 분비를 자극하지 않는다.

실제로 아이들의 성장에 도움이 되는 영양제는 아르기닌, 글루타민, 글리신과 같은 아미노산이 포함되어 있다. 아르기닌의 경우에는 '성장 필수 아미노산'으로 꼽히며 성장기에 필요량이 급증하고, 부족해지기 쉬우므로 더욱 신경을 써서 보충해야만 한다.

❸ 운동을 최소 20분 이상 한다

운동은 20분 이상 해야지만 비로소 뇌에서 운동을 감지하고 성장 호르몬의 분비가 늘어난다. 운동을 통해 근육에 자극을 주면 뇌가 자극을 감지하고 성장 호르몬을 더 많이 분비해 근육의 성장을 도와준다.

특히 공복 상태에서 운동하는 것이 가장 효과가 좋다. 공복 상태에서 운동하면 혈당이 더 낮아지고 에너지가 고갈된다. 그러면 성장 호르몬이 더 많이 분비된다. 비만인 사람들은 운동을 시작하고 몇 달 동안 꾸준히 운동을 지속해 주어야 한다. 비만으로 인해 줄어든 성장 호르몬은 결코 짧은 시간에 회복되지 않는다.

❹ 매일 최소 7시간 이상 잠을 잔다

깊은 잠을 자는 동안에 성장 호르몬이 제일 많이 분비된다. 잠자리에 들면 첫 2시간 동안은 얕은 잠을 자기 때문에 성장 호르몬 분비가 적다. 마찬가지로 잠에서 깨기 전 2시간 동안에도 얕은 잠을 자기 때문에 성장 호르몬 분비가 적다. 첫 2시간과 마지막 2시간을 제외한, 그 사이의 시간이 성장 호르몬 분비의 골든 타임이다. 최소 7시간 정도는 자야지 성장 호르몬이 충분하게 분비되는 시간을 확보할 수 있다.

오랫동안 할 수 있는,
몸에 무리가 가지 않는,
실천하기 쉬운,
현명한,
과학적인 다이어트가 목표다.

<프롤로그> 중에서

03

×

운동

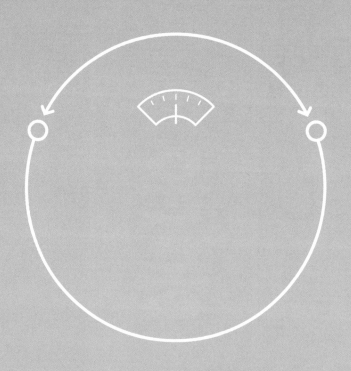

과학적인 운동을 위한
필수 지식

체중이 많이 나간다고 해서 뚱뚱한 것은 아니다. 체중이 많이 나간다고 해도 체지방은 낮을 수 있다. 헤비급 보디빌더를 보면 알 수 있다. 헤비급 보디빌더는 체중이 100kg이 넘는다. 엄청나게 큰 몸을 가지고 있지만 체지방률이 낮아 복근이 선명하게 보인다. 이들이 과체중인데도 복근이 보이는 이유는 근육이 많기 때문이다. 실제로 동일한 부피의 근육과 지방을 비교해 보면 근육이 지방보다 훨씬 더 무겁다. 이러한 이유로 보디빌더는 근육이 많고 체지방이 적기 때문에 몸무게는 과체중이지만 아주 멋진 몸을 갖고 있다.

반대로 저체중이거나 평균 체중인 사람 중에서 팔다리는 가늘고 뱃살만 볼록 나와 있는 사람들이 있다. 이들은 이른바 '마른 비만'이라고 불린다. 마른 비만은 대표적으로 근육량은 낮고 체지방량이 높은 사례다. 이들은 외적으로 눈에 띄게 몸이 안 좋아 보인다. 하지만 더 큰 문제는 건강상의 문제로 이어질 가능성이 크다는 것이다. 근육량이 적고 체지방량이 높으면 당뇨를 포함한 많은 질병에 걸릴 확률이 높아진다.

아쉽게도 우리나라 사람들의 체지방량은 해가 지날수록 늘어나고 있다. 전반적인 활동량이 적어진 탓이다. 이러한 문제를 해결하기 위해서 체지방을 줄이고 근육량을 늘리는 방법을 알아보고 실천하는 것이 중요하다.

체지방이란 무엇인가

체성분 검사 업체인 '인바디'의 발표 자료에 따르면 우리나라의 한국 평균 체지방률은 남성이 22.61%이고 여성은 31.52%이다. '체지방률'은 전체 체중에서 체지방 무게가 차지하는 비율을 말한다. 쉽게 말하면 남성 체중의 22%가 지방으로 이뤄져 있고, 여성 체중의 31%가 지방으로 이뤄져 있다는 소리다.

통계에서 볼 수 있듯 여성의 체지방률이 약간 더 높은 편이다. 이것은 여성 호르몬인 에스트로겐이 원인으로 지극히 당연한 결과다. 에스트로겐이 주로 하는 일이 우리 몸에 지방을 붙이는 일이기 때문이다. 여성의 몸이 남성보다 더 풍만하고 굴곡져 보이는 이유가 바로 에스트로겐 때문이다.

사실 우리 몸이 기능하기 위해서는 일정량의 체지방이 꼭 필요하다. 예를 들면 체지방은 신장과 같은 중요한 기관을 둘러싸고 완충 역할을 담당하여 우리를 추위로부터 보호해 준다. 또한 지방은 저강도 활동을 하는 데에 가장 필수적인 에너지원이다. 체지방으로 저장된 지방은 필요시 신체의 에너지 공급원으로 쓰인다. 일종의 에너지 저장고인 셈이다.

체지방은 피하 지방과 내장 지방으로 나뉜다. 피하 지방은 피부 바로 밑에 붙어 있다. 피하 지방은 신체를 보호하는 단열재의 역할로 체온 유지나 신체 장기를 보호하는 등 여러모로 쓰임이 많다. 또한 지방은 2차적인 에너지원으로 쓰이기도 한다. 체내에서 포도당 및 글리코겐과 같은 주 에너지원을 소진하고 나서도 이용된다는 것이다. 비단 사람뿐만 아니라 소, 돼지, 생선 등 모든 생명체의 시스템이 그렇다.

반면 내장 지방은 주로 복부의 장기 사이에서 지방이 축적된다. 내장 지방이 많다면 당뇨, 심장병 등의 합병증이 따른다. 특히 내장 지방은 과식을 했을 때 자주 나타나는데 그중에서도 과당과 술을 자주 접하는 사람들이라면 내장 지방이 쌓여 있을 가능성이 크다.

우리의 1차 목표는 체지방률을 평균 수준으로 만드는 것이다. 체지방량이 너무 많다면 걷기나 앉기 같은 기본적인 활동도 어려울 수 있다. 비만인 사람들은 아주 가벼운 걷기부터 시작하자. 그다음 수영, 자전거, 등산처럼 강도를 조금씩 올려 운동량과 운동 시간을 늘리는 것이 좋다. 처음부터 헬스나 생활체육 회원권을 끊어 놓고 시작하면 오히려 다이어트가 어렵게 느껴질 수도 있다.

운동 없이 살을 뺄 수 있나

운동을 싫어하는 사람들이 있다. 몸을 쓰는 건 어렵고 힘든 일이기 때문에 이런 생각을 하는 것은 지극히 당연한 생각이다. 결론부터 이야기하면 운동 없이 살을 뺄 수 있다. 다만 운동 없이 살 빼는 방법은 많은 희생을 수반한다. 철저한 식이요법으로 본인의 기초 대사량과 활동 대사량을 알아야 하고, 이를 토대로 전체 총 대사량에서 500kcal 정도를 모자라게 섭취하면서 시간을 보내면 된다.

체지방 1kg을 빼고 싶다면 약 7,700kcal의 에너지를 손실시키면 감량이 된다. 매일 500kcal를 모자라게 섭취한다면 15일에 7,500kcal를 덜 섭취하게 된다. 그럼 2주에 약 1kg, 한달에 약 2kg를 감량할 수 있다. 이것보다 더 적은 양을 먹는다면 그때부터 문제가 생긴다. 우리 몸은 음식을 적게 먹을수록 신체 전반적인 에너지 대사를 점점 낮춰서 효율적인 상태를 만들려고 한다. 예를 들면 움직이지 않고 가만히 있고 싶어지는 것처럼 활동을 자제하는 방향으로 뇌가 지시한다. 마치 곰이나 다람쥐 같은 포유류가 식량이 부족한 겨울날 겨울잠을 자는 것처럼 말이다.

다이어트를 할수록 적게 움직이게 되고 우리 몸은 최소한의 근육만을 남기게 된다. 그렇게 과도한 장기간의 다이어트는 꾸준한 근 손실로 이어진다. 결국 적은 근육은 쉽게 다치기 쉬운 몸으로 변하고, 에너지 효율을 올바르게 끌어낼 수도 없다. 그래서 다이어트를 할 때 가지고 있는 근육은 최대한 지키면서, 가능한 근육을 기를 수 있도록 노력해야 한다.

요요를 막는 과학적인 방법

대부분의 사람들은 빠르게 다이어트를 해치워 버리고 싶어한다. 하지만 무리한 다이어트는 반드시 요요가 뒤따른다. 빠르게 체중 감량에 적응한 신체는 다이어트에 성공하기 전의 영양소와 에너지가 풍족하던 시절을 기억하며 그때로 돌아가고 싶어하기 때문이다. 요요 없는 다이어트를 하고 싶다면 근본적인 식습관과 생활 습관을 교정해야 한다.

1~2kg라면 모르겠는데 5kg, 10kg 심하면 20kg 이상 요요가 오는 사람이 있다. 이러한 상황이라면 생존모드가 꺼져 있는 것은 아닌지 고려해 봐야 한다. 음식을 적게 먹었을 때 초반에는 살이 점점 빠지다가 어느 순간 체중이 감량되는 양이 적어진다. 체내에서 사용하는 에너지양 자체가 적어졌기 때문이다.

사람은 적응의 동물이다. 음식을 적게 먹을수록 적게 들어온 에너지만으로도 살아갈 수 있는 환경을 스스로 만든다. 마치 겨울만 되면 곰을 포함한 여타 포유류가 활동을 중단하고 먹을 것이 넘치는 봄이 올 때까지 겨울잠을 자는 것처럼 말이다. 사람도 똑같다. 에너지를 아끼고 비축해서 오래 살아남을 수 있도록 몸을 바꾼다. 정체기가 오더니 소식을 하고 있는데도 되려 살이 찌는 거 같다면, 내 몸의 신진대사를 올리는 방법을 알아야 한다.

방법은 2가지다. 첫 번째는 다이어트를 잠깐 쉬는 것이다. 다이어트를 하다가 1~2주 정도는 정상적인 섭취를 통해 정상적인 호르몬 대사를 도모하면서 '생존모드'를 끄는 것이다. 두 번째는 운동을 해야 한다.

❶ 잠깐씩 쉬어가며 다이어트 하기

실제로 2018년에 비만 남성 51명을 대상으로 두 그룹으로 나눠서 다이어트 수준을 체크한 실험이 진행되었다. A그룹은 16주 동안 계속 하루 총 에너지 요구량의 2/3에 해당하는 만큼만 먹었다. B그룹은 2주 간은 하루 총 에너지 요구량의 2/3만큼만 먹고, 그 뒤 2주간은 하루 총 에너지 요구량에 해당하는 만큼의 칼로리를 섭취하는 것을 16주에 걸쳐서 교대로 반복하게 하였다.

16주의 실험이 끝난 결과 B그룹이 더 많은 체중 감량을 하였다. 16 주 동안 섭취한 총 칼로리는 오히려 B그룹이 더 많았음에도 말이다. 이뿐만 아니라 다이어트가 끝나고 요요도 적게 왔다.

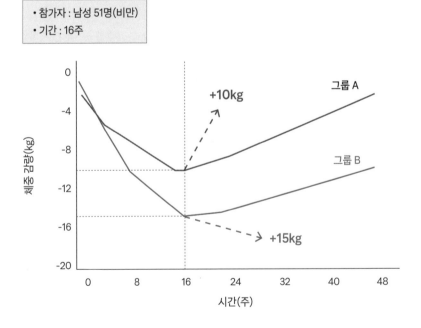

다이어트 48주 이후를 추적해 보니 A그룹은 다이어트가 끝났을 때 최대 10kg까지 감량에 성공했지만, 일상생활을 하며 7kg가 다시 쪘고 최종적으로 3kg을 감량한 몸이 되었다. B그룹은 다이어트가 끝났을 때 최대 15kg을 감량했다가 결국에는 -11kg까지만 되돌아오면서 총 4kg 정도만 요요가 왔다.

❷ 운동하기

지금껏 줄곧 이야기한 부분이 정체기는 대사량이 떨어지면서 생기는 문제라고 했다. 이 근본적인 해결책은 겨울잠을 자듯 에너지를 비축하지 말고 운동을 하는 것이다. 운동을 해야 몸이 깨어난다. 걷기, 달리기, 수영, 자전거 같은 기본적인 유산소, 코어 운동 또는 분할 운동을 섞은 타바타 및 인터벌 프로그램 등 무엇이든 좋다. 하루에 1시간씩 심박수 높이는 운동을 하자.

운동을 통해 체내에서는 에너지가 필요하고 섭취하는 과정에서 체내 신진대사가 오를 것이다. 다이어트에 성공하고 싶다면 운동으로 체내 신진대사 스위치를 켜야 한다. 나이를 먹어갈수록 신진대사는 떨어지기 마련이다. 반드시 운동하는 습관을 지녀야 한다. 식단만으로 다이어트에 성공하는 것은 젊은 사람이 아닌 이상 반드시 요요가 온다.

유산소 운동과 무산소 운동의 차이

유산소 운동과 무산소 운동의 차이는 '운동 강도'에 있다. 유산소 운동은 운동 중 지방과 탄수화물을 함께 사용한다. 반면 무산소 운동은 운동 강도가 높아진 상태이기 때문에 탄수화물을 주된 에너지원으로 사용한다. 이들의 구별은 달리기로 예시를 들어 설명하면 간단하다. 걷기와 비슷한 수준의 아주 가벼운 달리기는 유산소 운동이다. 반면 100m 전력 질주처럼 짧은 시간 동안 강한 파워를 내는 달리기를 한다면 무산소 운동이다.

20분 동안 덤벨 운동을 쉬지 않고 지속한다면 유산소 운동이다. 반면 덤벨을 1분 이내의 활동으로 한 세트를 마무리 지었을 때 땀이 나고 숨이 찬다면 무산소 운동이다. 이런 식으로 같은 종목이라도 운동 강도와 운동 능력에 따라 유산소 운동인지 무산소 운동인지가 달라진다. 본인이 원하는 목표가 체지방 제거라면 유산소 운동을 하고, 근육량을 기르고 싶다면 근력 운동을 하자.

공복 유산소

'공복 유산소'라는 말을 들어 보았을 것이다. 시간을 내기 힘든 직장인이 아침에 일어나서 공복에 달리기나 자전거를 30분 정도 타는 것이다. 이러한 공복 유산소는 한두 번은 좋지만, 꾸준히 하는 것은 추천하고 싶지 않다.

공복에 유산소 운동을 한 번씩 하는 것은 체지방 축적을 막을 수 있지만, 지속하면 오히려 에너지를 고갈시키는 상황이 반복되기 때문이다.

그래서 공복 유산소를 가끔씩 진행한다면, 그간 쌓아 뒀던 탄수화물과 글리코겐을 효과적으로 사용할 수 있다. 하지만 장기간의 다이어트로 평소에 식단을 위해 섭취량을 줄이는 등 탄수화물을 제때 섭취하지 않은 상황에는 추천하지 않는 것이다. 체내에 저장된 탄수화물, 포도당, 글리코겐이 부족한 상태일 수 있다. 공복에는 탄수화물이 더욱 고갈될 것이다.

만약 탄수화물이 없는 상태에서 유산소를 한다면 어떻게 될까? 이때는 단백질이 포도당의 형태로 변환되는 당신생의 과정을 거쳐서 내 몸이 인위적으로 포도당 즉 탄수화물을 만들어서 에너지원으로 쓴다. 하지만 억지로 에너지 형태를 바꾸는 것이기 때문에 간이나 신장에 무리가 올 수 있는 비효율이 수반될 수밖에 없기에 권하고 싶지는 않다.

다만 어디까지나 매일 운동을 하는 사람들에 관한 이야기다. 이틀에 한 번씩 운동하거나 이제부터 다이어트를 해 볼까? 하는 사람들이라면 체내에는 포도당과 글리코겐이 충분히 비축된 상황이기 때문에 굳이 식사하고 운동할 필요가 없다. 공복 유산소는 1주일에 한 번씩 정도가 좋다. 탄수화물 섭취가 많았던 다음날에 한 번씩 하는 것으로 만족하자.

최적의 타이밍, 운동 후 식사하기

운동과 식단은 묶어서 생각하는 것이 좋다. 이른바 '루틴'을 만드는 것이다. 나의 추천은 운동 후 음식 섭취를 루틴으로 만들어 보길 권한다. 운동 후 식사 루틴을 추천하는 이유는 다음과 같다.

첫 번째, 앞의 영양 파트의 단백질 부분에서 설명한 근육 합성률 때문이다. 우리는 운동 후 단백질 섭취를 하면 근육 합성이 올라가는 것을 확인하였다. 따라서 운동 후 식사하는 게 효율적이다.

두 번째, 혈류 문제다. 근력 운동은 특정 근육에 반복으로 활동하여 피를 집중시키는 게 기본 원리다. 만약 식사 후 곧바로 운동한다면 우리 몸은 소화 기관에 혈류를 집중하고 있는 와중에 그 혈류가 다시 근육으로 이동하는 일이 벌어진다. 그럼 먹었던 음식물이 소화 활동이 활발하지 않은 상태에서 장에서 체류한다. 그래서 쉽게 체하거나 위장 장애를 겪게 된다. 한두 번이야 큰 문제는 아니지만, 운동과 식사 루틴은 지속적인 관리를 필요로 하는 일이다.

근력 운동을 할 때는 식사 전에 운동하길 추천한다. 다만 문제가 되는 것은 혈당 조절에 문제 있는 사람들이다. 혈당 관리는 식사 후 가벼운 운동을 해 주면 쉽게 혈당이 잡힌다. 이것도 혈류가 근육으로 모이며 소화 기관에서 제대로 일하지 않기 때문에 생기는 상황이다. 따라서 혈당 문제가 있는 사람에게는 운동 후 식사를 마치고 나서 추가로 가벼운 걷기를 하라고 권한다. 식사 후 무리한 운동은 소화 불량으로 이어질 수 있으니 운동 강도를 조절해 가며 진행하자.

근 손실 없이 지방만 빼는 방법

근 손실 없이 지방만 빼는 방법이 있을까? 뺄 수 있다. 적정 체중 감량 속도를 지키면 된다. 운동선수들이 감량기에 1주일 만에 10kg을 빼는 것을 볼 수 있다. 하지만 이런 급격한 다이어트는 수분을 집중적으로 뺀 것이거나 체지방을 감량했다고 해도 나중에 체내 근 손실을 비롯한 다양하고 심각한 데미지를 입히게 된다.

생각해 보면 추석이나 설날 연휴에 아무리 과식을 했다고 해도 3일 만에 10kg를 찌울 수 없다. 물론 내가 먹은 수분과 음식물의 무게가 10kg이라면 잠시 음식물의 무게로 체중이 올라갈 수 있지만, 소화되고 배출되는 과정에 대부분은 버려지고 실제로 체지방이 합성되는 양은 아무리 많다고 해도 1kg 내외다.

적절한 다이어트 감량 속도는 1주일에 0.5kg 정도를 감량하는 것이 좋다. 또는 1주일에 본인 체중의 1% 정도씩이라고 생각해도 좋다. 한 달이라면 2~2.5kg을 빼는 것이 적절한 체중 감량 속도다.

칼로리로 따진다면 매일 칼로리 섭취 권장량보다 500kcal를 적게 먹는 것이 최근 밝혀진 많은 연구 결과에서 가장 이상적인 다이어트 방법이라고 여겨진다. 여기 한 실험이 있다. 4.2kg의 체중을 감량하는 데 그룹을 나누어 주당 1kg씩 살을 빼게 한 A그룹과 주당 0.5kg씩 살을 빼게 한 B그룹이 있다.

A그룹은 4.2kg를 감량하는 데 5주가 걸렸으며 B그룹은 8.5주가 걸렸다. 최종적으로는 두 그룹 모두 동일한 4.2kg의 체중 감량을 하였지만, 근 손실을 본 정도와 실질적인 다이어트라고 할 수 있는 체지방 감량 정도는 달랐다. 느린 다이어트를 한 B그룹이 공격적인 다이어트를 한 A그룹에 비해 근육 손실량은 적었고, 반면 체지방은 오히려 더 많이 빠졌다. 따라서 주당 0.5kg의 적당한 체중 감량을 하는 것이 근 손실은 최소화하며 체지방 감량은 최대화할 수 있는 전략이라고 할 수 있다.

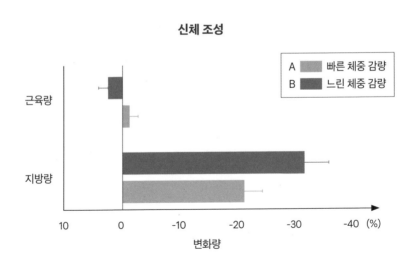

신체 조성

다이어트를 위한
초고효율 운동

어떻게 해야 지방을 가장 효과적으로 제거하면서 운동할 수 있을까? 우선 알아야 하는 사실이 있다. 인체가 사용하는 주된 에너지원은 탄수화물과 지방이다. 사람은 저강도의 활동을 할 때 지방을 주로 사용하고, 고강도의 활동을 할 때 탄수화물을 주로 사용한다. 예를 들면 집안일, 설거지, 빨래 등의 저강도 활동을 할 때처럼 휴식에 가까운 활동을 할 때 전체 에너지 사용률의 60~70%는 지방으로 사용한다.

반면 근력 운동 혹은 달리기와 같은 고강도 운동에 가까울수록 에너지의 90%를 탄수화물로 사용한다. 그래서 지방 활용 측면에서만 본다면 걷기가 다이어트에 가장 좋아 보인다. 또한 걷기는 오래 운동할 수 있고, 활동에 있어서 가장 중요한 기능이기 때문에 신체를 지지하는 코어 근육과 하지 근육 그리고 심폐 능력 향상에 탁월하다.

그러나 걷기는 시간 대비 사용되는 에너지양이 너무 낮다. 예를 들어 70kg의 남성이 걷기를 1시간을 했으면 소비되는 칼로리가 약 280kcal이다. 반면 달리기를 1시간 하면 강도에 따라 약 500~800kcal를 소모할 수 있다. 약 2배 이상의 칼로리 소모를 기대할 수 있는 것이다.

또한 인체는 운동을 시작하고 나서 탄수화물을 주된 에너지원으로 사용하다가 30분 이상 운동했을 때 지방을 효과적으로 소모하기 시작한다. 적어도 30분에서 1시간은 운동할 수 있는 운동 강도에서 가장 높은 에너지 소모를 할 수 있는 운동을 선택하면 되는 것이다.

또한 유산소 운동을 많이 한다면 체내 에너지 발전소라고 할 수 있는 미토콘드리아의 생산성이 높아지면서 지방을 유산소 대사로 쓸 수 있는 능력이 점점 좋아진다. 이러한 이유로 많은 전문가는 걷기나 조깅 수준의 아주 가벼운 달리기인 ZONE 2 달리기를 추천한다.

ZONE 2는 최대 심박수의 60~70% 구간에서의 가벼운 달리기를 하는 것을 말하는데, 쉽게 말하면 옆 사람과 편하게 대화가 가능한 수준의 달리기다. '5분도 달리기 어려운데 30분씩 어떻게 달리지?'라는 생각이 들겠지만, 최대 심박수의 60~70%인 값에서 활동만 해 주면 되는 것이라 사람마다 운동하는 수준이 다르다.

정말 체력이 좋은 운동선수들은 꽤 빠른 달리기를 한다고 해도 훈련이 되어 있어서 심박수가 높지 않을 것이다. 그래서 훈련된 운동인 입장에서는 ZONE 2가 꽤 빠른 속도로 달리기하는 상황일 수 있을 것이다.

그렇지만 일반인이나 운동을 처음 시작하는 초보자는 걷기만큼의 느린 수준으로 조깅을 해도 심박수가 금세 높아져 ZONE 2에 해당하는 심박수가 될 것이다. ZONE은 최대 심박수에서 표(214쪽)에 나와 있는 것처럼 몇 퍼센트의 구간에서 활동하는지 결정하여 ZONE 1부터 ZONE 5까지 구분된다.

ZONE의 구분을 위해 최대 심박수 구하는 방법을 알아야 하는데, 최대 심박수를 구하는 방법은 간단하다. 220에서 나이를 뺀 후 그 결과를 최대 심박수로 사용하면 된다. 예를 들어 나이가 30세라면 최대 심박수는 190bpm이 된다. 여기에서 ZONE 2는 190bpm의 60~70%이기에 114bpm에서 133bpm이다.

참고로 운동 초보자는 아주 가벼운 조깅을 했을 때 150bpm이 나온다. 이렇게 ZONE 2를 1주일에 2~3회, 40분 이상씩 진행해 주는 것을 권하고 싶다. 본인의 심박수를 확인하는 방법은 운동하다가 잠시 멈춰 1분 동안 손목의 심박수를 직접 세어 가며 측정해 보는 방법이 있다.

요즘에는 스마트워치 덕분에 운동하는 중에도 심박수를 체크하면서 운동을 할 수 있다. 본인이 설정하고자 하는 심박 수준과 운동 시간을 정하여 아주 느린 달리기를 해 보자. 그리고 점점 운동 강도와 운동 수행 시간을 늘리면서 훈련한다면, 비싼 돈을 주고 교육받거나 트레이너 없이도 효과적으로 운동 강도를 설계할 수 있을 것이다.

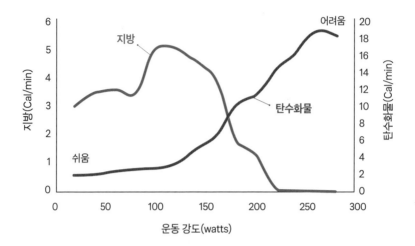

ZONE 1 "쉽다"	최대 심박수의 50~60% 1시간은 손쉽게 움직일 수 있는 정도 운동이 끝나고 나서도 불편함이 전혀 없다.
ZONE 2 "편안하다"	최대 심박수의 60~70% 편안하게 옆 사람과 대화가 가능한 정도로 1시간은 움직일 수 있다. 운동이 끝나고 나면 조금 힘이 든다.
ZONE 3 "불편하다"	최대 심박수의 70~80% 불편하고, 1시간 정도를 이 상태로 움직일 수 있지만 쉽지 않을 것 같다. 움직이면서 옆 사람과 의사소통은 가능하지만 하고 싶지 않다.
ZONE 4 "빡세다"	최대 심박수의 80~90% 꽤 빠른 수준으로 달리고 있다. 하지만 전력 질주는 아니다.
ZONE 5 "탈진하다"	최대 심박수의 90~100% 전력 질주다. 한 번에 몇 분 이상 지속할 수 없다.

다이어트 할 때 어떤 운동을 해야 할까

운동은 크게 걷기, 등산, 달리기, 자전거처럼 심폐 능력을 기준으로 운동하는 유산소 운동이 있고, 헬스장에서 역기를 드는 것처럼 근력 향상을 위한 근력 운동 그리고 유산소 운동과 근력 운동을 적절히 섞은 복합 운동으로 나눌 수 있다.

다이어트 할 때는 어떤 운동이 좋을까? 결론부터 말하자면 체중 감량에서는 유산소 운동(-9kg), 근력 운동(-8.5kg), 복합 운동(-8.5kg) 순으로 3가지 운동 모두 비슷한 수준의 체중 감량을 보였지만, 체지방 감소에서는 근력 운동을 실시했을 때가 -7.3kg으로 가장 높은 체지방 감소율을 보였다.

그러나 근육량에서는 유산소 운동에서 -2.7kg의 근 손실을 보았고 복합 운동에서 -1.7kg의 근 손실을 겪었다. 가장 효과가 좋았던 것은 근력 운동에서 -1.0kg의 근 손실을 겪었기에 근력 운동을 통해 운동하는 것이 체중과 체지방을 가장 효과적으로 낮추면서 근육량을 보존할 수 있는 운동 형태라는 것을 확인할 수 있다.

주목해야 할 점은 유산소 운동 그룹과 근력 운동 그룹은 60분 동안 수행하였고, 복합 운동 그룹은 90분 운동을 수행하였지만, 이들 사이에서 체중 감량 및 체지방량 감소에 큰 차이가 없다는 것이다.

공통

실험자 인원 : 160명의 노인

기간 : 6개월

실험

• 식단

- 하루 500~750kcal의 에너지 부족

- 하루 체중 1kg당 약 1g의 단백질 섭취

- 약 1,500mg의 칼슘

- 약 1,000IU의 비타민 D 섭취

• 유산소 운동 그룹

주 3회 유산소 운동을 하였으며 운동 시간은 약 60분으로 구성되었다. 스트레칭 10분, 유산소 운동 40분, 정리 운동 10분으로 구성되었다. 유산소 운동은 러닝머신에서 뛰거나, 걷기, 자전거 타기, 계단 오르기 등으로 구성됐다. 참가자들은 최대 심박수의 약 65%에서 운동했으며, 운동할 때 목표 심박수는 점차 70~85%까지 증가시켰다.

• 근력 운동 그룹

주 3회 근력 운동을 하였으며, 운동 시간은 약 60분으로 구성되었다. 스트레칭 10분, 근력 운동 40분, 정리 운동 10분으로 구성되었다. 역도 기구를 이용한 9가지 상체 운동과 하체 운동을 진행했다. 1~2세트는 1회로 수행할 수 있는 최대 무게의 65%의 중량을 선택하여 8~12회 반복하여 진행하였고. 나머지 2~3세트는 최대 중량의 약 85%의 무게로 점진적으로 증가시켰다.

• 복합 운동 그룹

주 3회 유산소 운동과 근력 운동을 결합한 훈련을 진행하였다. 운동 시간은 총 75~90분으로 스트레칭 10분, 유산소 운동 30~40분, 저항 운동 30~40분, 정리 운동 10분으로 구성되었다.

결과

• 체중 감량

유산소 운동 : -9.0kg / 근력 운동 : -8.5kg / 복합 운동 : -8.5kg

• 제지방량(근육량)

유산소 운동 : -2.7kg / 근력 운동 : -1.0kg / 복합 운동 : -1.7kg

• 체지방량

유산소 운동 : -6.3kg / 근력 운동 : -7.3kg / 복합 운동 : -7.05kg

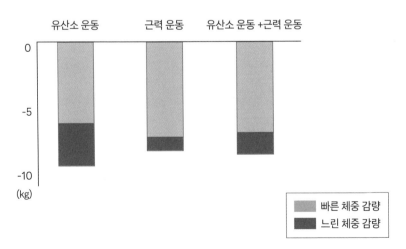

신체 조성 변화

얼마나 운동해야 할까

운동은 많이 할수록 좋다. 그러나 이 함정에 빠져서 주 7회 운동하다
가 부상을 입어서 2~3개월 쉬거나 충분한 운동 강도를 뽑아내지 못해
정체기를 겪는 경우가 많다.

2023년 보건복지부 산하 한국건강증진개발원에서는 한국인의 신체
활동 권장 사항을 발표했는데, 노인과 임산부를 포함한 성인은 최소한
1주일에 150~300분의 중강도 유산소 운동이 필요하다고 밝혔다.

보건복지부에서는 중강도 유산소를 최대 심박수 65~76% 구간이
며, 말을 할 수 있을 정도로 심박수를 높이고 땀이 날 정도의 운동이라
고 정의하였다. 이는 조깅이나 자전거 타기와 같은 ZONE 2에 해당하
는 심박수다. 이러한 중강도 유산소를 150~300분에 할 수 없다면 고
강도 유산소를 75~150분 동안 진행해도 좋다고 밝혔다. 보건복지부에
서 정의한 고강도 유산소의 기준은 최대 심박수의 77~95% 영역이다.

숫자로 인해 복잡해 보일 수 있겠으나 간단하게 유산소 권장 횟수
를 정의하면 전화 통화가 가능한 수준에서의 유산소를 주당 150~300
분을 하거나 조금 더 강도 높은 유산소를 하고 싶다면 75~150분은 꼭
해야 한다는 이야기가 된다.

또한 유산소 운동과 더불어서 추가로 근력 운동을 1주일에 2일 이
상 해야 한다고 밝혔다. 따라서 유산소 운동을 30분씩 진행한다면 주
5회 유산소를 하고 나머지 2일은 헬스장에 가서 근력 운동을 하라는
뜻이다. 유산소 운동을 1시간씩 한다면 유산소 운동을 2일 하고 근력

신체 활동 예시
(보건복지부, 한국인을 위한 신체 활동 권장 사항)

같은 활동이라도 수행 방법과 환경에 따라 강도의 차이가 있을 수 있다.

활동 유형	강도	활동 예시
유산소 신체 활동	중강도	• 빠르게 걷기(6km/h 미만) • 집안일(걸레질, 청소기 돌리기, 욕실 청소 등) • 아이나 반려동물 목욕시키기 • 반려동물과 활발하게 움직이며 놀기 • 등산(낮은 경사) • 자전거 타기(16km/h 미만) • 골프 • 테니스, 배드민턴, 탁구 등 라켓 스포츠 연습 • 가볍게 춤추기 • 수영 연습 • 스마트 기기를 이용한 게임형 스포츠
	고강도	• 빠르게 달리기 • 등산(높은 경사 또는 무거운 배낭) • 자전거 타기(16km/h 이상) • 테니스, 배드민턴, 탁구 등 라켓 스포츠 시합 • 축구, 농구, 휠체어 럭비 등 격렬한 스포츠 활동 • 복싱 • 수영 시합 • 고강도 인터벌 트레이닝 • 크로스핏 • 스피닝
근력 운동		• 계단 오르기 • 팔굽혀 펴기, 턱걸이, 플랭크, 스쿼트, 런지 등 맨몸 운동 • 탄력 밴드 또는 근력 운동 기구를 이용한 근력 운동 • 크로스핏 • 클라이밍(암벽 등반) • 요가, 필라테스

운동을 2일 하라는 뜻이 된다.

- 1주일에 중강도 유산소를 150~300분 or 고강도 유산소를 75~150분 수행
- 1주일에 2회 이상 근력 운동

20세 여성의 경우(안정 시 심박수 60으로 가정)
최대 심박수 : 220 - 20 = 200

- 최대 심박수 기준을 사용한 예시
- 중강도 신체 활동의 심박수 범위
200 X 0.64 = 128
200 X 0.76 = 152

심박수가 분당 128~152회에서 유지되면 '중강도'에 해당

- 고강도 신체 활동의 심박수 범위
200 X 0.77 = 154
200 X 0.95 = 190

심박수가 분당 154~190회에서 유지되면 '고강도'에 해당

공복 유산소와 글리코겐

공복 유산소는 효과적인 다이어트 방법이지만 지속적인 운동 방법으로는 적절하지 않다. 공복 운동의 가장 큰 걱정거리는 '근 손실이 오는 건 아닐까?' 하는 걱정이다. 공복 운동이 괜찮은지를 알기 위해서는 에너지를 고갈시키는 데 얼마나 시간이 필요한지 알아야 한다.

앞서 저강도 운동은 지방을 주로 활용하고 고강도 운동은 탄수화물을 주로 활용한다는 사실을 알게 되었고, 탄수화물은 포도당으로 분해하여 글리코겐으로 저장된다는 사실을 알게 되었다. 그렇다면 글리코겐을 고갈하는 데는 얼마나 시간이 걸릴까?

일반적으로 글리코겐을 소모하는 데에는 다음과 같은 시간이 걸린다. 일상생활을 할 때는 약 20시간 정도는 단식을 진행해야 글리코겐이 고갈되고, 중강도의 운동을 할 때는 대략 2시간 정도의 시간이 소요되며 고강도 운동을 할 때는 30분 정도의 운동 시간이 필요하다.

- 일상생활 활동 : 20시간
- 저강도~중강도 운동(ZONE 3 달리기) : 90~120분
- 고강도 운동(HIIT 훈련) : 30분

고갈된 글리코겐은 식사를 하고 난 뒤 24시간이 지나면 다시 완전히 회복되는 것으로 밝혀져 있다. 그래서 공복 유산소를 고려할 때, 전날 저녁에 탄수화물이 포함된 식사를 충분히 섭취하자. 그러면 다음

날 아침에 공복이더라도 충분한 글리코겐이 체내에 비축되어 있어서 운동하더라도 근 손실과 같은 부작용은 고민하지 않아도 될 것이다.

만약 운동한 이후에 제대로 된 탄수화물 섭취를 통해 글리코겐을 회복하지 않고 또다시 공복 유산소를 연이어 할 때는 근 손실을 비롯한 다양한 부작용을 겪을 수 있다. 장기적인 운동 계획을 세울 때는 탄수화물 섭취 계획도 함께 구성하자. 한 가지 팁을 말하자면, 어떤 운동을 하더라도 운동 직후가 가장 좋은 에너지 공급 시기이기 때문에 운동 후 식사하는 것을 적극적으로 장려하고 싶다.

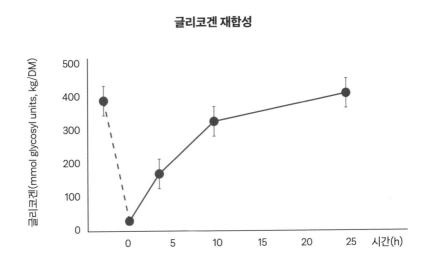

글리코겐 재합성

효과적으로
근육을 기르는 방법

우리 몸은 음식물 섭취를 통해 에너지를 보충하고 몸을 움직임으로써 에너지를 소모한다. '근육은 지방을 태우는 기계'라는 말이 있듯이 모든 움직임은 근육이 많을수록 더 많은 에너지를 소모한다. 또한 탄수화물을 섭취하면 저장되는 형태인 글리코겐은 근육에 대부분 저장되기 때문에 더 많은 근육은 혈당 관리에 도움을 준다.

또한 장기간 다이어트를 할수록 신진대사가 이전보다 떨어져 다이어트 정체기 혹은 요요를 겪을 수밖에 없다. 하지만 체내 근육량이 어느 정도 확보된 상태라면 정체기와 요요를 겪을 확률이 매우 낮아진다.

다이어트 할 때 근육의 장점

• 지방 연소 : 근육량이 많을수록 휴식과 일상적인 활동 혹은 운동할 때 지방 사용량이 늘어나는 효과를 얻게 된다. 결국 근육량이 높으면 사용하는 총 칼로리 소모량이 증가한다. 알려진 바로는 근육 1kg은 지방 1kg보다 3배 더 많은 칼로리를 소모하는 것으로 알려져 있다.

• 혈당 관리 용이 : 근육이 많을수록 더 많은 탄수화물(글리코겐)을 저장한다. 또한 체내에서 더 많은 탄수화물을 사용할 수 있게 된다. 결국 더 많은 근육은 인슐린 저항성을 개선하여 혈당 수치를 조절하는 데 도움이 된다.

• 신진대사 증가 : 다이어트를 하면서 점점 시간이 지남에 따라 신진대사가 떨어지면서 다이어트 정체기가 오며 요요 현상이 올 가능성이 커지는데 높은 근육량을 갖고 있다면, 신진대사가 더욱 활발한 상태에 놓이게 되어 요요나 다이어트 정체기가 올 확률을 낮춘다.

근 비대에 적합한 운동 방법

❶ 점진적 과부하

근육을 만드는 기본적인 메커니즘은 다음과 같다. 운동을 통해 근육에 미세한 손상을 일으키면, 휴식을 취하는 동안 영양분을 섭취하여 근육이 이전보다 더 강한 힘을 낼 수 있도록 몸이 적응하여 근육이 자라는 것이다. 여기서 중요한 부분은 '더 강한 힘을 낼 수 있도록 적응한다'는 부분이다.

사람은 환경에 적응하기 마련이다. 매번 같은 강도로 운동한다면 어느 순간까지는 근육이 성장하다가 정체된다. 이는 회복이 이루어지면서 더 강한 힘을 낼 수 있도록 근육이 강해졌기에 이전과 같은 운동 강도로는 효과적인 근육이 손상되지 않기 때문이다.

그래서 지속적인 근 성장을 위해서는 운동의 반복 수, 세트 수, 휴식 시간, 중량 등을 조절하여 운동 강도를 점점 올려야 한다. 이를 통해 점진적으로 새로운 자극을 주면서 근육이 성장할 만큼의 환경을 만들어 주어야 한다. 이렇게 계속적이고 새로운 자극을 주는 방법을 '점진적 과부하'라고 하는데, 이는 근 성장에 가장 중요한 원칙이다. 점진적 과부하를 지키지 않는다면 어느 순간 근 성장은 정체가 될 것이고 몸은 쉽게 변하지 않을 것이다.

❷ 근 비대를 위한 중량, 횟수, 세트

근력 운동은 중량, 횟수, 세트로 이루어져 있다. 중량은 한 번에 들어 올리는 무게를 말한다. 운동 횟수는 한 번에 '실패 지점'까지 반복하는 횟수를 뜻한다. 마지막으로 세트는 일정한 중량으로 실패 지점까지 운동 횟수로 한 번 수행했을 때 체크하는 사이클의 개념이다. 예를 들면 벤치프레스를 할 때 10kg의 중량을 가진 역기(바벨)로 12회씩 운동을 하고 30초의 휴식 시간을 가진 후 다시 운동을 수행하는 것을 5번 반복했다고 한다면, 10kg의 중량으로 12회 반복하여 5세트를 구성하였다고 생각하면 된다. 근 비대를 위한 가장 좋은 운동 루틴 구성은 운동 한 종목당 8회에서 12회 사이의 운동 횟수로 5세트를 수행하는 것이다. 중량을 설정할 때는 '실패 지점'이라는 개념이 필요하다. 실패 지점은 운동을 수행하는 동안 근육이 힘을 발휘하다가 더 이상 이동하지 못하는 지점을 말한다. 이 지점에 도달해서 최대한의 노력을 기울일 때 근육의 근섬유를 최대한 활성화할 수 있다. 실패 지점 반복을 수행하기 위해서는 중량을 적절히 선택해야 한다. 중량이 너무 가벼우면 실패 지점에 도달하기 어렵고, 너무 무거우면 제대로 수행하지 못할 수 있다. 적절한 중량을 선택하여 8~12회를 반복하는 5세트의 운동 프로그램을 구성하되 근육이 더 이상 움직이기 어려운 지점을 찾아 보자.

❸ 운동 자각도(RPE)와 총 볼륨

매번 실패 지점까지 운동을 할 수 있다면 최대의 효율로 근 성장을 이뤄낼 수 있을 것이다. 하지만 매번 실패 지점까지 도달하면서 운동한다면 다칠 확률이 급격히 높아진다. 이때 적용할 수 있는 게 '운동 자각도(RPE)'라는 개념이다. 자각하면서 운동하고 있는지 컨디션을 체크하는 방법인데, RPE는 총 1에서 10까지 있다. 적절한 운동 중량과 횟수로 운동하고 있을 때 RPE 10은 실패 지점까지 도달했다는 뜻이고, RPE 9는 해당 중량과 횟수에서 한 개 이상을 더 할 수 있다는 뜻이며, RPE 8은 해당 중량과 횟수에서 두 개 더 할 수 있다는 뜻이다.

매번 RPE 10 즉 실패 지점에 도달할 때까지 운동하는 것보다 RPE 9를 통해 한 번 정도 더 들 수 있는 중량으로 운동 프로그램을 구성하면 RPE 10보다 부상 확률이 낮아질 것이다. 개인적으로 리프팅을 2번 더 할 수 있는 강도인 RPE 8의 10회 반복할 수 있는 중량으로 5세트 구성

NO	확실히 리프팅을 2개 더 할 수 있었나요?	YES	@8
NO	잘하면, 2개 더 들 수 있을지도 모른다고 생각했나요?	YES	@8.5
NO	확실히 리프팅을 1개 더 할 수 있었나요?	YES	@9
NO	잘하면, 1개 더 들 수 있을지도 모른다고 생각했나요?	YES	@9.5

죽을힘을 다했습니다. 이게 최선입니다. @10

을 추천한다.

중량, 횟수, 세트를 합친 것을 총 볼륨이라고 하는데, 스쿼트를 할 때 100kg의 바벨로 10번 반복하는 5세트의 운동 프로그램이라면 스쿼트의 총 볼륨은 5,000kg이 되는 것이다. 많은 연구에서 일정 수준의 중량, 횟수, 세트에서의 작은 변동은 근육 합성에 큰 차이를 나타내지 않았다고 한다. 예를 들면 10kg의 중량으로 12회씩 5세트를 하는 것과 10kg의 중량으로 11회씩 6세트를 하는 것은 총 볼륨 차이가 크지 않아서 근육 합성에서 별다른 차이가 없다는 뜻이다. 중요한 건 총 볼륨을 많이 가져가는 것이다. 따라서 운동 자각도와 총 볼륨의 조절을 통해 안전하고 부상 없는 운동량을 최대한 많이 가져가는 게 근 성장을 위한 올바른 마음가짐일 것이다.

❹ 근육 손상과 회복

운동하고 나면 다음 날 '알 배겼다'고 하는 근육통을 겪어 봤을 것이다. 보통은 운동한 다음 날 혹은 이틀 후 근육통이 발생한다. 이러한 근육통의 확실한 원인은 아직 밝혀지지 않았지만, 운동을 통해 근육의 연결 조직 등에 미세한 손상이 생겨서 발생한다고 알려져 있다. 근육통은 일상적인 생활을 통해 금세 회복이 되는 가벼운 부상이지만, 최소 48시간에서 심하면 2주 이상 겪게 될 수도 있다.

빠른 회복을 위해서는 마사지, 온수 목욕, 가벼운 운동 등을 통해 혈액 순환을 개선하는 것이 가장 좋은 회복 방법이다. 알려진 얼음찜질은 오히려 혈관을 수축시키기 때문에 효과가 없으며, 통증이 심한 경우 해열제나 진통제로 알려진 이부프로펜을 복용하거나 소염 진통기능이 있는 파스를 선택하면 도움이 될 수 있다.

❺ 오버트레이닝

미세한 근섬유의 손상을 목적으로 하는 근력 운동 또한 너무 과하면 독이 된다. 오버트레이닝은 근육 파열에 이를 수 있고 염증 발생이나 피로감, 운동 능력 저하 등을 겪을 수 있다. 따라서 평소 적절한 휴식과 회복 시간을 확보하는 것이 중요하다. 만약 컨디션이 좋지 않다면 훈련량을 줄이거나 휴식을 통해 오버트레이닝을 예방하자.

1주일에 몇 회 운동하는 게 좋을까

1주일에 몇 번 운동하는 것이 좋을까? 개념상 최대한 많이 운동하는 것이 도움이 될 것이라고 생각할 것이다. 그러나 러닝이나 자전거와 같은 유산소 운동만 한다면 어느 정도 맞는 말이지만 근력 운동에서는 이야기가 다르다. 리먼칼리지의 브레드 존 숀펠드 박사는 사람들에게 주당 1회, 2회, 3회 운동을 시켜 보고 어느 정도 운동할 때 근육 증가에 효과적인지 확인했다.

연구에 의하면 1회 운동보다 2~3회 운동할 때 근 성장에서 더 좋은 결과가 나타났지만, 주당 2회와 3회 운동할 때는 근성장에서 큰 차이가 없다는 것이다. 따라서 근육을 최대한 키우는 것이 목적이라면 한 주에 같은 부위의 근력 운동을 최대 2회까지만 하는 것이 효과적이다.

다만 여기서 고려할 점은 같은 부위의 근력 운동을 2회만 하는 것이 헬스장에 2번만 가도 좋다는 이야기는 아니라는 것이다. 우리가 전신 운동을 한다면 헬스장에 2번만 가도 충분하다. 하지만 분할 운동으로 상체와 하체를 나눠 운동한다면 1주일에 4번 헬스장에 가야 한다. 만약 운동을 더 많이 하고 싶다면 3분할로 나누어 헬스장에 6회를 가면 된다. 대근육인 가슴, 등, 하체로 나누어 1주일에 2번의 루틴을 돌리는 것이다.

개인적으로는 다치지 않는 선에서 3분할, 주 6회 운동하는 것을 추천한다. 그러나 시간이 여유롭지 못한 사람이라면 2분할, 주당 3~4회 운동하면서 상체와 하체를 번갈아 가며 운동하고, 세트 사이마다 적절한 휴식 시간을 두어 한 세트, 한 세트 들어갈 때마다 집중력 있게 운동하는 것을 추천한다.

운동 사이 휴식 시간은
얼마나 가져야 할까

운동을 수행하면서 또 하나의 중요한 개념은 휴식 시간에 대한 개념이다. 운동을 수행하면서 세트와 세트 사이의 휴식 간격은 운동 효과에 영향을 주는 중요한 변수다. 2009년 무려 580회나 인용된 35개의 논문을 분석한 연구에 따르면, 세트 사이에 3~5분의 휴식을 취하면 더 높은 강도의 훈련으로 순수 근력인 힘을 기르는 데 도움이 될 수 있고, 근 비대의 경우 30~60초의 짧은 휴식은 성장 호르몬의 수준을 높일 수 있음을 밝혔다.

덧붙여 훈련된 운동선수에게 1분의 휴식 시간은 운동할 때 휴식 시간에서 적합할 수 있으나 심리적인 관점에서 볼 때, 3분의 휴식 시간을 갖는 게 더 안전하고 도움이 될 수 있다고 밝혔다.

어깨, 이두, 복근처럼 작은 근육을 운동할 때는 세트 간 휴식 시간은 1~2분이면 충분하다. 그래도 가슴, 등, 하체처럼 큰 근육을 동원해 운동하는 스쿼트, 벤치프레스, 데드리프트와 같은 고중량 운동은 심리적인 안정감과 더 높은 수행 능력을 위해 2~3분의 휴식 시간이 필요할 것이다.

체력을 비약적으로 늘리는
방법이 필요한 이유

체력을 기르기 위한 구성 요소는 5가지다. 심폐 지구력, 근력, 근지구력, 신체 조성, 유연성이다. 각각의 구성 요소에 대해 알아보자.

❶ 심폐 지구력

심폐 지구력은 심장, 혈관, 폐로 이어지는 호흡 기관과 근육에 산소를 공급하는 능력을 말한다. 심폐 지구력이 높을수록 더 오랫동안 활발한 운동을 할 수 있다. 심폐 능력이 향상되면 활동 능력의 향상뿐만 아니라 심혈관 질환이나 다른 질환의 사망률이 감소하는 장점이 있다. 사실상 체력의 척도라고 봐도 무방해서 심폐 지구력을 가장 먼저 길러야 한다.

❷ 근력

근육이 내는 힘을 말한다. 쉽게 폭발적인 힘을 낼 수 있는 능력을 생각하면 된다. 폭발적으로 달리고, 더 높이 점프하는 등 강한 움직임을 수행할 수 있다. 예를 들어 근력이 부족하다면 무거운 물건을 들기 힘들 것이다. 반대로 근력이 강하다면 넘어지려고 하는 상황에서 자세를 바로 잡아 줄 수 있어 부상의 위험이 줄어들 수도 있다.

❸ 근지구력

지치지 않고 오랫동안 활동할 수 있는 능력을 말한다. 이때 필요한 건 전신을 잘 쓸 수 있도록 도와주는 근육들이다. 예를 들어 오래 앉아 있어도 피곤하지 않도록 골반기저근, 복근 등의 코어 근육 발달이 필요하다. 또한 오래 걸을 수 있도록 하체 근육을 근지구력 방식으로 단련해야 한다. 다양한 활동을 하기 위해서는 상체를 곧추세울 수 있도록 등 근육을 단련하는 것 또한 효과적일 것이다. 이처럼 전신을 효과적으로 사용할 수 있도록 돕는 근지구력의 발달은 필수다.

❹ 신체 조성(근육과 지방의 비율)

신체의 조성은 신체의 지방, 근육, 수분, 골격의 비율을 말한다. 크게는 체지방량과 근육량으로 나누어 볼 수 있다. 식단과 운동을 게을리하면 체지방은 증가하고 근육량이 줄어들면서 체력이 약해지게 된다. 근력을 늘리기에는 상당한 시간이 걸리지만 체지방을 제거하는 데는 비교적 빠른 시간이 걸리기 때문에 체력을 위해서 가장 먼저 해야 할 것은 체중 감량이다. 단편적으로 보면 무릎이나 발목과 같은 관절 부위는 체중 1kg이 늘어날 때마다 약 4kg의 압박을 추가로 받는다.

❺ 유연성

유연성은 움직임의 범위를 넓힐 수 있는 능력을 말한다. 보통 관절과 관절 사이의 가동 범위를 통해 유연성을 판단하는데, 낮은 유연성으로 움직임에 제한이 있으면 대근육으로 움직여야 할 움직임이 주변부의 작은 협응근으로 움직이면서 적은 활동에도 쉽게 피로해진다. 올바르지 못한 움직임은 결국 염증과 부상으로 이어질 수 있게 되어 평소 스트레칭을 통해 근육과 관절이 뻣뻣하지 않도록 유연성을 길러 줘야 한다.

강철 체력을 만드는 3가지

체력을 기르기 위해서는 다음 3가지에 집중해야 한다.

❶ 첫 번째는 코어 근력 운동이다

우리가 움직일 때 가장 많이 하는 자세인 걷기와 앉기를 더욱 쉽고 오랫동안 사용할 수 있게 하려면 복근, 골반과 허리의 주변부 근육과 엉덩이 근육을 훈련해야 한다. 만약 코어 근육이 제대로 강화되지 않으면, 30분 정도만 움직여도 신체의 균형이 흔들리고 자세가 흐트러지면서 부상의 위험이 커진다. 특히 코어가 잡히지 않으면 코어 근육으로 지탱해야 할 부하가 발목, 무릎, 허리뼈와 같은 관절에 힘이 부하되면서 부상 위험이 커진다. 추천하는 운동은 '맥길 빅3'로 통하는 사이드 플랭크, 버드독, 컬업이다. 여기에 추가로 데드버그 및 기본 플랭크까지 하면 더욱 좋다.

❷ 두 번째는 저강도 유산소 운동이 필요하다

노르웨이 아그데르 대학의 스티븐 세일러 박사는 체력 향상을 위해 운동 시간의 80%를 저강도 유산소 운동에 집중해야 한다고 이야기한다. 걷기, 등산, 자전거 타기와 같은 쉬운 유산소를 아주 느린 수준부터 시작하면 된다. 첫 시작은 운동하면서 전화 통화가 가능한 수준으로 진행해도 좋다. 점점 운동 수행 시간을 늘려서 2시간 이상 지속해서 움직일 수 있도록 목표를 잡고 꾸준히 운동하면 된다.

❸ 세 번째는 중강도 인터벌 트레이닝을 하는 것이다

전력 질주로 1분 이내를 달린 후 짧은 휴식을 여러 번 반복하는 고강도 인터벌 트레이닝을 생각할 수 있다. 하지만 고강도 인터벌 트레이닝은 부상의 위험이 너무 커서 추천하지 않는다. 추천하는 방법은 6분 동안 달릴 수 있을 만큼의 속도로 달리고, 다음 6분 동안은 걷는 소위 '걷뛰, 걷다가 뛰기' 방법을 추천한다.

걷기와 뛰기를 반복해서 진행하면 고강도 인터벌 트레이닝보다 시간 대비 운동 강도는 낮아서 부상의 위험도가 현저하게 낮아진다. 이렇게 비교적 무산소성에 가까운 심폐 능력과 불완전 휴식을 반복하는 것을 '인터벌 트레이닝'이라고 한다. 인터벌 트레이닝의 장점은 강도가 비교적 높아서 운동 중에 소비되는 칼로리가 높거니와 EPOC라고 하는 초과 산소 섭취량 효과가 나타날 수 있는데, 운동한 이후에 휴식할 때도 지방을 계속해서 태우기 때문에 체지방 감소에 도움을 준다.

체력을 표현하는 지표 2가지

❶ VO2max 최대 산소 섭취량

과거 중국의 진시황은 불로초를 찾기 위해 많은 자원을 투입했지만, 결국 찾지 못했다. 현대 과학이 말하는 수명 늘리는 방법은 여러 가지가 있겠지만, 그중 가장 주효한 키워드는 VO2max이다. 체력을 키워서 VO2max를 상승시키는 것은 모든 질환과 사망률을 낮추고 수명을 늘리는 데에 도움을 준다고 밝혀져 있다.

미국 심장병협회의 성명서에 따르면 1MET 혹은 3.5의 VO2max 증가는 생존율을 10~25% 정도 향상하는 것으로 발표했다. VO2max는 최대 산소 섭취량이다. 말 그대로 몸이 최대한으로 산소를 섭취하는 양을 말하는데, 이를 알기 위해서는 숨 쉬는 것에 대해 간단하게 알아야 할 것이 있다.

일반적으로 우리가 마신 공기에는 약 20%의 산소가 포함되어 있고, 내뱉는 공기에는 약 15%의 산소가 포함되어 있다. 약 5% 정도의 산소

남성의 VO2max 차트

나이 \ 등급	뛰어남	매우 좋음	좋음	평균	보통	나쁨	매우 나쁨
20~24	>62	57-62	51-56	44-50	38-43	32-37	<32
25~29	>59	54-59	49-53	43-48	36-42	31-35	<31
30~34	>56	52-56	46-51	41-45	35-40	29-34	<29
35~39	>54	49-54	44-48	39-43	33-38	28-32	<28
40~44	>51	47-51	42-46	36-41	32-35	26-31	<26
45~49	>48	44-48	40-43	35-39	30-34	25-29	<25
50~54	>46	42-46	37-41	33-36	28-32	24-27	<24
55~59	>43	40-43	35-39	31-34	27-30	22-26	<22
60~64	>40	37-40	33-36	29-32	24-28	21-24	<21

여성의 VO2max 차트

나이 \ 등급	뛰어남	매우 좋음	좋음	평균	보통	나쁨	매우 나쁨
20~24	>51	47-51	42-46	37-41	32-36	27-31	<27
25~29	>49	45-49	41-44	36-40	31-35	26-30	<26
30~34	>46	43-46	38-42	34-37	30-33	25-29	<25
35~39	>44	41-44	36-40	32-35	28-31	24-27	<24
40~44	>41	38-41	34-37	30-33	26-29	22-25	<22
45~49	>38	36-38	32-35	28-31	24-27	21-23	<21
50~54	>36	33-36	30-32	26-29	23-25	19-22	<19
55~59	>33	31-33	28-30	24-27	21-23	18-20	<18
60~64	>30	28-30	25-27	22-24	19-21	16-18	<16

가 소모된 셈이다. 그러나 운동을 하게 되면 산소 소모량이 늘어나기 때문에 그 차이는 5%보다 더 커지게 된다. 정확히는 공기를 들이마실 때 산소가 폐로 들어가서 가스 교환이 일어나고 산소를 적혈구에 태워서 심장에 의해 혈액과 근육으로 전달된다. VO2max는 이러한 과정이 일어날 때 섭취하게 되는 최대 산소 섭취량을 말한다. 이러한 VO2max는 사람의 나이, 성별, 체력, 심폐 능력 수준 등에 따라서 나뉜다. 일반적으로 20세에 정점을 찍었다가 나이가 들면서 점차 하락한다.

VO2max는 간단하게 스마트워치를 통해 확인할 수 있고 이는 숫자로 표현된다. 평균적으로 젊은 청년은 40의 VO2max 값을 갖고 있으며 노인은 30의 값을 갖고 있다. 고도로 훈련된 마라토너나 싸이클 선수 같은 운동선수들은 80에 가까운 VO2max 값을 가지고 있기도 하다. 이렇게 최대 산소 섭취량을 점점 늘려 가는 방법은 심폐 지구력 향상에 있다. 걷기를 꾸준히 하는 것부터 시작하여 등산, 달리기, 자전거, 수영 등의 활동을 통해 조금씩 수치를 올리면 된다.

❷ 젖산 역치

운동을 하면 피로해지는 순간이 온다. 그 순간 체내에서는 젖산이 발생하게 된다. 체력을 기르기 위해서는 이러한 젖산이 생성되는 부근에서 일부러 더 많은 활동으로 향후 젖산이 쌓이는 정도를 개선하면 된다. 예를 들면 이제 막 운동을 시작하는 사람은 처음엔 10분만 운동해도 힘들 것이다. 젖산이 쌓여 피로해지기 때문이다. 그러나 한두 달이 지나면 점점 운동할 수 있는 시간이 길어진다. 젖산이 쌓이는 속도가 점점 개선되기 때문이다. 이렇게 체내에 젖산이 얼마나 쌓였는지를 가늠하여 체력의 상승 여부를 체크할 수 있다. 반면 젖산을 의도적으로 생성해 자신의 체력을 기르는 방법도 있다. 대신 미리 알아 두어야 하는 건 젖산 역치다.

젖산 역치란 체내에서 젖산이 매우 빠르게 축적하기 시작하는 지점을 말한다. 체력을 효과적으로 기르는 방법은 젖산 역치 구간에서 오랜 시간 활동하는 것이다. 젖산 역치 지점은 사람마다 각자 다르다. 하지만 어느 순간 급하게 피곤해지는 지점을 찾으면 된다.

보통 운동 강도로 따졌을 때 유산소 운동과 무산소 운동의 경계점에서 젖산 역치는 발생하기 시작하는데 사람마다 젖산 역치되는 운동 강도는 다르다. 예를 들면 일반적으로 운동하지 않는 사람이라면 달리기를 했을때, 1~2분만 달려도 유산소 운동이 아니라 무산소 운동으로 접어들면서 뇌에서는 '그만 달려라' 하고 버티기 힘든 상황이 올 것이다. 이렇게 버티기 힘든 상황이 젖산이 체내에 급격하게 쌓이게 되는 시점이다.

이러한 시점에서는 운동 중 산소 공급이 근육에 부족해지고, 대신 젖산이 산소 대신에 에너지로 사용되어 산소 부족 상태를 극복하려고 한다. 체력을 기르는 방법은 유산소와 무산소를 가르는 전환점 부근에서 젖산 역치를 넘기지 않게 최대한 많은 운동 시간을 확보하는 것이 중요하다. 조심해야 할 것은 자칫 오버트레이닝이 될 수 있다는 것이다. 적정한 젖산 역치 구간을 찾고 버티는 것을 최대한 길게 해 주는 편이 효율적이다.

가장 쉬운 방법으로는 1시간 이내로 오를 수 있는 산을 정해서 등산을 통해 '쉬지 않고' 가능한 가장 빠르게 산꼭대기까지 오르는 노력을 한다면 젖산 역치 부근에서 활동한 것이다. 중요한 것은 '쉬지 않고' 계속 움직이는 것이다. 만약 내가 등정을 1시간 만에 했다면 다음번 등산 때에는 59분, 그 다음번 등산 때에는 58분에 오르는 것처럼 아주 미세하게 훈련량을 높여 가면 된다. 체력이 놀라울 정도로 빠르게 길러질 것이다.

유산소 능력은
얼마나 빨리 향상될 수 있을까

체력은 근육을 기르는 것보다 빠르게 상승한다. 걷기, 자전거, 러닝, 등산, 수영, 배드민턴, 축구, 야구, 농구 어떤 운동이든 좋다. 또 어떤 방법이어도 좋다. 강도 또한 높지 않아도 된다. 저강도로 할 때는 시간을 늘리고 고강도로 할 때는 시간을 짧게 하면 된다. 결국 젖산 역치 부근에 도달하는 것이 핵심이기 때문이다.

그렇다면 어느 정도의 시간이 소요되어야 체력이 상승했다는 걸 느낄 수 있을까? 여기 한 실험에서는 10주 동안 유산소 훈련을 한 뒤 VO2max 증가량을 조사했다. 참가자들은 1주일에 총 6일 동안 훈련하며 그중 3일은 5분 간격으로 자전거를 탔다가 잠깐 휴식하는 것을 6번 반복하는 인터벌 프로그램으로 진행했다. 나머지 3일은 40분 동안 최

유산소 능력

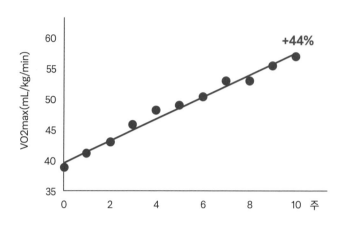

대한 멀리 달리는 것을 훈련했다.

결과적으로 10주의 훈련 기간 동안 참가자들은 VO2max 값은 44% 향상되었다. 이는 대략 VO2max 값이 38에서 54까지 상승한 것인데, VO2max 표에 의하면 평균 이하의 체력을 갖고 있던 청년이 좋은 체력 수준으로 변하게 된 것이다. 이처럼 10주 동안의 훈련으로도 체력 수준은 매우 개선될 수 있다.

부록

일상 속 다양한
다이어트 꿀팁

: 식욕은 왜 참기 힘들까

다이어트를 시작하면 식단 조절이 제일 어렵다는 사람들이 대부분
이다. 그럴 만하다. 먹는 건 본능이기 때문이다. 세상에는 너무 맛있는
음식이 널려 있으니까. 우리는 오감 즉 5가지 감각을 지니고 있다. 시
각, 청각, 후각, 미각, 촉각이 바로 그것이다. 이중에서 미각이 충족되었
을 때 느끼는 만족감이 엄청나게 크다.

만약 음식점 사장이라면 당연히 최대한 많은 사람이 맛있어 할 만
한 음식을 만들고 싶을 것이다. 사람들은 외식할 때 집에서 어머니가
차려 주는 밥의 정겨운 맛을 기대하지 않는다. 정겨운 맛보다는 먹자
마자 '맛있다'는 감탄사를 연발할 만큼 확실한 맛의 음식을 원한다. 그
래서 더 달고, 짜고, 맵고, 감칠맛이 나게 진화한 것이다.

비록 '맛있다'라는 감각은 누구나 다른 주관적인 관념이다. 하지만

241

단맛, 짠맛, 매운맛, 감칠맛을 적절히 조합한 음식을 보통 맛있다고 느낀다. 오히려 요즘은 음식들이 맛있는 수준을 넘어 자극적으로 변했다고 해도 과언이 아니다. 이런 자극적인 음식들 때문에 굳센 마음을 먹고 다이어트를 하다가도 갑자기 미치도록 음식이 당기는 순간이 온다.

동물들은 굶주림을 해결하고 배를 채우기 위해 사활을 건 노력을 한다. 원시 시대의 사람도 마찬가지였다. 매머드 같은 위험한 동물을 사냥할 때는 다치거나 심하면 죽을 수도 있다. 그래서 매 순간 비장한 각오를 해야만 했을 것이다. 그렇게 목숨을 걸어도 식량을 얻어서 배를 채울 수 있다면 그보다 더한 만족감은 없었을 것이다.

현대를 살아가는 우리도 별반 다르지 않다. 비록 목숨을 걸어야 하는 상황은 없지만, 식욕은 여전히 강력하다. 당장 식욕을 채우기 위해서라면 뭐든 할 수 있다. 그것이 생명체가 가지는 욕구이기 때문이다. 식욕과 같이 사람의 내면에 있는 본능에 관해서도 많은 연구가 있었다. 미국의 심리학자 매슬로우는 사람의 욕구를 여러 단계로 구분하여 단계화하였다.

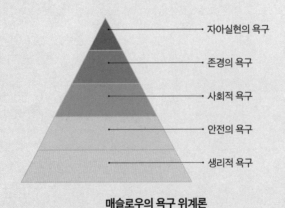

매슬로우의 욕구 위계론

여러 가지의 욕구 단계 중 가장 밑바닥에 있는 욕구가 바로 '생리적 욕구'다. 생리적 욕구란 무엇일까? 이는 사람 또한 하나의 생명체일 뿐이며, 생명 그 자체를 유지하려는 가장 기본적인 욕구라고 할 수 있다.

- 호흡, 음식, 물, 생식, 수면, 항상성, 배설

나열한 단어들이 '생리적 욕구'에 해당하는 단어들이다. 호흡은 의식하지 않아도 계속 숨을 쉬고 있을 정도로 중요하다. 음식이야말로 바로 식욕의 목적이다. 공기 없이 3분, 물 없이 3일, 음식 없이 3주를 버틸 수 있다는 말도 있다. 생식은 자손을 남기려는 욕구를 의미한다. 우스갯소리로 성욕, 식욕, 수면욕을 3대 욕구라고 부르곤 한다. 이러한 가장 기본적인 욕구들이 충족되지 않는다면 상위 단계의 욕구에 도달할 수 없다. 상위 단계의 욕구는 다음과 같다.

- 사회적 집단에 속하고자 하는 욕구
- 자신감, 성취, 존경에 대한 욕구
- 자아를 실현하려는 욕구

이 욕구들은 사람다운 삶을 사는 데 필요한 욕구들이라고 볼 수 있다. 현대 사회의 구성원으로서 사람다운 삶을 사는 데 필요한, 도덕 시간에나 배울 만한 것들이다. 하지만 이러한 욕구의 충족을 바란다면 무엇보다도 본능적인 욕구가 먼저 충족되어야만 한다. '사람다운' 것보다는 '동물적인' 것에 먼저 치중해야 한다는 것이다. 태어나 버린 이상, 평생 식욕을 느끼며 살아갈 수밖에 없다.

: 거식증과 폭식증

살다 보면 단기간에 살을 빼야 할 때가 많이 찾아온다. 바디프로필 촬영, 여행 가서 수영복 입기, 친한 친구의 결혼식 등 며칠 안 남았으니 남은 기간은 밥을 굶고 커피만 마셔 물배를 채워서라도 버티며 다이어트를 하는 상상을 한다.

이렇게 며칠만에 살을 급격하게 빼야 하지만 원초적인 식욕은 강하기만 하다. 길어야 하루, 이틀이고 식욕을 무시하며 며칠씩 버티는 것은 매우 어렵다. 하루, 이틀 정도는 먹는 양을 대폭 줄일 수는 있다. 하지만 '이 정도면 많이 빠졌으니 괜찮겠지'라고 생각하면서 평상시의 식사로 회귀하는 순간, 요요로 인해 체중은 원 상태로 회복된다.

❶ 거식증, 먹는 것을 거부하다

단기간에 살을 확 빼려고 노력한 경험은 누구나 한 번쯤은 있을 것이다. 문제는 이렇게 살을 빼고 싶고, 음식을 먹기 싫어하는 상태가 계속해서 유지되는 사람이 있다는 것이다. 식욕이 바닥에 떨어져 있고,

끊임없이 거울을 보면서 자기 몸에 붙은 살을 확인한다. 그리고 자신이 뚱뚱하다고 매일 생각한다. 심지어 남들이 보기 안쓰러울 정도로 저체중이지만 스스로는 뚱뚱하다고 여길 수도 있다. 이러한 현상이 바로 '거식증' 또는 '식욕부진증'이다. '신경성 식욕부진증'이라고도 부른다.

사실 식욕부진증보다는 거식증이 더 정확한 표현에 가깝다. 단순히 식욕이 떨어지는 것보다는, 먹는 행위 자체를 거부하는 것에 더 가깝기 때문이다. 체중에 대한 지속적인 집착과 먹는 행위에 대한 죄책감이 거식증의 특징이다. 거식증은 장기간 지속되므로 우리의 몸에 매우 치명적이다. 거식증이 심해지면 나타나는 대표적인 증상은 '먹자마자 토하기'다. 온몸이 음식을 거부하고 있어서 음식을 먹는 순간 곧바로 구토해 버리는 것이다. 나중에는 영양실조로 사망할 수도 있고, 심지어 스트레스로 인해 자신을 해치기도 한다.

- 극도로 줄어든 식사량이 계속될 경우
- 체중이 갑자기 주는데도 살을 더 빼야겠다고 느끼는 경우
- 자신의 체중과 체형이 계속 생각나고 스트레스를 받는 경우

이러한 상태가 바로 거식증의 전조 증상이다. 몸은 곧바로 거식증에 반응하여 여러 가지 증상이 나타난다. 영양실조로 인한 증상이 먼저 시작된다. 빈혈로 인한 어지럼증과 근육의 쇠약이 나타난다. 피부가 건조해지고 머리카락과 손톱이 푸석푸석해지며 잘 부서진다. 음식을 안 먹으니까 변비가 생기고, 에너지가 부족해 추위를 더 잘 느끼게 된다. 잠

을 아무리 많이 자도 피곤하고, 종일 무기력할 수도 있다.

거식증의 원인으로는 체내 호르몬 문제, 우울증, 약물 중독 등이 있다. 갱년기에는 남성 호르몬 또는 여성 호르몬이 준다. 성호르몬이 줄면 전체적인 의욕과 기력이 줄어든다. 자연히 식욕도 줄고, 살은 더 잘 붙는 것이다. 우울증과 식욕 감퇴가 가장 먼저 찾아온다.

하지만 외모지상주의와 같은 사회적 분위기 또한 거식증의 위험 요인이기도 하다. 패션모델처럼 신체의 외적인 면을 자주 부각하는 사람이 거식증의 위험에 더 많이 노출되어 있다. 실제로 거식증으로 사망한 사람들을 보면 모델이었던 경우가 많다. 패션업계는 지나치게 마른 체형을 선호한다. 패션의 본고장 유럽에서도 이를 우려하여 지나치게 마른 모델을 고용하지 말자는 자정 작용이 일기도 했다.

특히 바디프로필 촬영을 위해 지나치게 무리하는 것은 매우 위험하다. 2~3개월의 짧은 시간 동안 기력을 짜내 운동, 식단으로 체중을 관리해야 한다. 그리고 트레이너에게 자주 점검받아야 하므로 강박이 발생하기 쉽다. 자신과 식욕과의 싸움이 계속된다. 식욕을 이기지 못하고 식사량이 조금만 늘어도 곧바로 후회한다. 하루에도 여러 번 체중계 위에 올라가고 체중이 조금만 늘어도 쉽게 자책하게 된다. 이것이 과도해지면 바디프로필 촬영이 끝나고도 후유증으로 거식증이 찾아온다.

거식증을 이겨내려면 자기 최면이 필요하다. 자신이 이미 멋지고 아름답다고 생각하고 되뇌는 것이 큰 힘이 된다. '나는 이미 훌륭한데 굳이 살을 더 뺄 필요가 있을까', '나는 충분히 아름답다' 같은 긍정적인 문구를 반복하자. 그리고 다른 사람들에게 숨기려 하지 말고, 오히려 적극적으로 말하려고 노력해야 한다. 가족, 친구, 직장 동료들에게 한번 터놓고 도움을 구해 보자. 금쪽같은 조언 한마디를 얻을 수 있다.

언제든지 도와줄 수 있는 의사도 많으니 의학적인 도움을 요청할 수도 있다. 자신의 신체 상태와 영양 상태를 제대로 점검해 보아야 한다. 정신 치료와 약물 치료를 받아 보는 것도 추천한다. 정신 치료를 통해 근본적인 원인과 심리적인 문제를 해결할 수 있다. 약물 치료는 우울증과 불안증을 완화하고 식욕을 조절하는 데 도움을 준다.

❷ 폭식증, 마구 먹는다

폭식증은 '신경성 대식증' 또는 '신경성 폭식증'이라고도 불린다. 폭식증은 비정상적으로 많은 양의 음식을 먹어 버리고 스스로가 이러한 증상을 통제할 수 없다고 느끼는 증상이 반복되는 것을 말한다. 당연히 자신도 폭식했다는 것을 알고 있으며 폭식 후 자책이 일어나기도 한다. 그래서 강제로 구토해서 게워내거나, 설사약이나 이뇨제 같은 약물을 과도하게 사용해서 배출하려고 한다. 또는 칼로리 소모를 위해서 운동을 과도하게 하여 몸에 무리가 오게 된다.

- 2시간 이상에 걸쳐 비정상적으로 많은 양의 음식을 먹는다.
- 배가 부르거나 배가 고프지 않을 때도 음식을 먹는다.
- 음식을 너무 빠르게 먹어 치운다.
- 음식을 과도하게 먹고 나면 괴로움, 부끄러움, 죄책감이 밀려온다.

이러한 특징이 폭식증 환자에게서 나타난다. 폭식증 환자는 음식을 먹고자 하는 욕구와 체중 증가를 피하고자 하는 욕구가 서로 충돌하는 상황이다. 음식은 너무나 먹고 싶은데 살이 찌는 것은 극도로 두려워하는 것이다. 폭식증이 심한 사람들은 오히려 정상 체중이거나 약간 저체중일 수도 있다. 폭식 후에 구토를 과도하게 하거나 오버트레이닝으로 몸을 혹사해서 되려 체중이 줄기 쉽기 때문이다.

아동기나 청소년기에 욕구를 원활하게 표출하거나 해소하지 못하면 성인이 되어 폭식증이 나타날 위험이 큰 것으로 보고되었다. 평상시에 충동을 이기지 못하고 자신을 심하게 자책하거나 자해 등의 행동이 잦을 때도, 자기 자신에 대한 통제력 상실로 이어져 폭식증의 위험이 커진다.

다음과 같은 증상이 폭식증 환자에게서 많이 관찰된다.

- 구토에 따른 인후 쪽의 염증과 통증
- 위산에 의해 상한 치아
- 속쓰림과 역류성 식도염
- 변비나 설사
- 심한 탈수증과 체내 전해질 불균형

체계적인 식사 계획을 세우는 것이 폭식증에 큰 도움이 될 수 있다. 식사를 기록하는 식사 일지를 쓰는 것이 좋다. '이번 식사에는 밥 반 그릇과 미역국 한 그릇을 30분에 걸쳐서 먹었다'와 같이 먹은 양, 식사 시간이 얼마나 걸렸는지 기록해 보는 것이다. 자신의 식사에 관심을 가지면 과식을 피하고 짧은 시간 동안 허겁지겁 먹는 행위를 피할 수 있다. 심리 상담이나 식욕 억제제와 같은 약물 치료도 도움이 될 수 있다.

: 다이어트와 탈모

요즘은 '천만 탈모인의 시대'라고도 한다. 그만큼 탈모 환자가 많다는 뜻이다. 실제로 탈모 환자의 수는 몇 년 사이에 14%나 증가하는 등 점점 늘어나는 추세다.

보통 탈모라고 하면 남성 환자를 많이 떠올리지만, 탈모 환자의 성비는 남성 55%, 여성 45% 정도로 생각보다 여성 환자의 비율이 매우 높다. 탈모에 관한 큰 오해 중 하나는 탈모는 단순히 머리카락이 많이 빠지는 증상만을 말한다는 것이다. 탈모는 머리카락이 가늘어지는 탈모와 머리카락이 빠지는 탈모 둘 다를 포함하는 개념이다.

머리카락이 가늘어지는 탈모의 대표적인 예는 남성형 탈모이다. 물론 남성형 탈모는 심해지면 정수리가 횅할 정도로 머리숱이 줄기도 한다. 하지만 무엇보다도 머리카락을 관찰하면 아주 가느다란 것을 확인할 수 있다. 이처럼 남성형 탈모는 사실 머리카락이 가늘어지는 탈모 쪽에 가깝다. 의학적으로 머리숱은 머리카락의 개수와 굵기를 모두 포괄하는 개념이다. 남성형 탈모는 남성 호르몬에 의해 모발이 가늘어지는 것이 가장 큰 원인으로 작용한다. 모발이 가늘어지면 얇고 옅은 색을 띠게 되는데, 이 때문에 머리숱이 휑하게 느껴지는 것이다.

머리카락이 빠지는 탈모는 크게 휴지기 탈모와 원형 탈모가 있다. 하루에 빠지는 정상적인 머리카락 개수는 약 50개다. 그런데 다이어트, 스트레스, 출산 같은 원인에 따라 하루에 빠지는 머리카락 개수가 훨씬 많아질 수 있는데, 이것이 바로 휴지기 탈모이다. 원형 탈모의 원인은 좀 다른데 자가면역 질환 때문이라고 여겨진다. 염증 반응에 의해서 모낭이 손상되는 것이다.

휴지기 탈모에 관해 자세하게 이야기하면 과도한 다이어트로 인해 일어날 수 있는 탈모다. 모발은 성장기, 휴지기, 발모기의 3가지 단계를 거친다. 3년의 성장기 동안 머리카락이 성장한다. 그리고 3개월의 휴지기 동안 성장을 쉬면서 머리카락이 빠질 준비를 한다. 이윽고 발모기에 이르러 빠지게 된다. 그런데 과도한 다이어트를 하게 되면 성장기에 있던 머리카락들이 대거 휴지기로 이행한다. 성장을 위한 영양분이 충분하지 않기 때문에 그냥 빠질 준비에 돌입해 버리는 것이다.

스트레스를 과도하게 받거나 출산했을 때도 마찬가지다. 실제로 출산 후에도 2~6개월에 걸쳐서 머리카락이 빠질 수 있다. 몸에 무리가 많이 가기 때문이다. 다이어트 한다고 식사를 과도하게 줄이면 살보다 머리카락이 먼저 빠질 수도 있다. 우리 몸은 영양이 부족하면 가장 먼저 모발처럼 생존에 덜 필수적인 부분부터 영양 공급을 줄인다.

특히 원푸드 다이어트가 위험한데, 모발에 필요한 영양소의 결핍이 발생하기 쉽기 때문이다. 모발의 성장에 필요한 영양소는 단백질, 철분, 비타민 B_7이라고 불리는 비오틴 등이 있다. 다양한 음식을 먹어야 영양소도 다양하게 공급이 잘 될 텐데 말이다. 비록 식사량을 줄이는 것이 다이어트에 중요하지만, 줄이더라도 하나의 음식만 먹는 식으로는 하지 않아야 한다.

게다가 금식은 더더욱 안 된다. 다이어트로 인한 탈모의 원인은 바로 단백질과 미네랄 결핍이다. 단기간 무리하게 다이어트를 하면 단백질, 철분, 비타민과 같이 머리카락의 생성과 성장에 중요한 영양소가 결핍되기 쉽다. 특히 철분의 섭취가 필수인데, 철분 부족으로 인해 일어나는 빈혈이 실제 탈모의 주원인이기도 하다. 여성은 월경 때문에 더욱더 철분 부족에 주의해야 한다.

다이어트를 한다고 단백질을 엄격히 제한하는 것은 위험하다. 머리카락은 케라틴이라는 단백질로 이루어져 있는데, 음식을 통해 단백질을 공급해야만 케라틴이 원활하게 생성될 수 있다. 그러므로 두부, 생선, 닭가슴살, 달걀 등 칼로리가 낮으면서 단백질을 많이 함유한 식품이 좋다. 다이어트와 모발 건강 둘 다 잡을 수 있기 때문이다.

다행히 다이어트로 인해 찾아온 탈모는 일시적인 증상이다. 무리한 다이어트를 중단하고 정상적으로 식사를 하면 다시 회복될 수 있다. 다이어트로 인해 탈모가 찾아오더라도 3개월 정도 지나면 머리카락이 다시 잘 자란다. 물론 영양을 잘 섭취한다는 조건으로 말이다. 식사 양도 다시 늘리고, 다양한 음식을 잘 챙겨 먹는 습관을 들이면 집 나갔던 머리카락이 더 빨리 찾아올 수 있을 것이다.

: 비만의 치료

이번에는 의학적인 면에서의 비만 치료에 대해 살펴볼 것이다. 의학적 가이드라인에 따른 비만의 치료는 어떻게 이루어지고 있는지 알아보자. 대한민국 국민의 의료 접근성은 전 세계에서 가장 높은 수준이다. 보건복지부가 발표한 자료에 따르면 2021년 기준 국민 1인당 외래 진료 즉 의원이나 병원에 방문하여 치료나 진료 횟수가 OECD 국가 중 1위를 기록했다.

우리나라 국민 1인당 외래 진료 횟수는 연평균 14.7회인데, 5.9회인 OECD 평균보다 2.5배나 많다. 이것이 뜻하는 바는, 의사를 보고 싶을 때 볼 수 있는 의료 접근성이 압도적으로 높다는 것이다. 심지어 다이어트 고민을 해결해 줄 준비된 의사는 언제나 근처에 있으며 편하게 만나볼 수 있을 정도다. 그러므로 혼자 다이어트를 하는 것이 도저히 힘들다면 의사라는 전문가의 도움을 받아도 된다.

병원을 찾아가면 먼저 문진과 검사부터 받는다. BMI 즉 체질량 지수가 25kg/m² 이상이면 비만으로 판정이 된다. 만약 35kg/m² 이상이라면 고도비만 판정을 받을 것이다. 또 복부 비만은 허리둘레를 측정하여 남성 90cm 이상, 여성 85cm 이상이면 해당한다. 게다가 고혈압, 당뇨병, 고지혈증과 같은 질환에 대한 검사를 받을 수도 있다. 왜냐하면 비만이 이러한 질병 발생의 위험도를 상승시키기 때문이다.

이렇게 문진, 신체검사, 혈액 검사가 차례대로 끝나면 치료할 준비를 마치게 된다. 검사를 받고 치료할 준비가 끝나고 권고 사항을 듣는다. 바로 체중의 5~10%를 6개월 안에 감량하는 것이 1차 목표라는 것이

252

다. '아니 6개월이라는 길고 긴 시간 동안 5% 정도만 빼도 성공이라니? 너무 널널하잖아?'라고 생각할지도 모른다. 그런데 그만큼 현대 의학의 도움을 받는 다이어트조차도 절대 쉽지 않다는 것을 뜻한다.

다이어트의 의학적 치료는 크게 4가지로 나뉜다.

❶ 첫 번째 치료 방법, 식사 치료

다양한 식사 종류 중에서 선택하여 실행하게 된다. 식사 치료는 영양학적으로 검증되어 있고 칼로리 섭취는 낮으며 건강한 식생활을 지향하는 치료다.

• 저칼로리식

저칼로리식은 평상시 식사보다 칼로리 섭취를 500~1,000kcal 정도 줄이게 된다. 칼로리는 적지만 영양학적으로 매우 적절하고 일상적 식사에 가깝다. 1주일에 약 0.5~1.0kg 정도의 체중 감량 효과를 기대할 수 있다. 칼로리 섭취 제한에 대한 효과는 실행 후 6개월 정도에 최고에 이른다.

• 초저칼로리식

초저칼로리식은 하루 총 칼로리 섭취량을 800kcal 이하로 설정할 정도로 에너지 섭취를 극심하게 줄인다. 단기간 빠른 속도로 체중 감량이 가능하나 장기적으로 보면 저칼로리식에 비해 유의미한 차이가 없을 수도 있다. 워낙 에너지 섭취를 줄이다 보니 장기적으로 지속하기 어렵기 때문이다. 또한 영양 불균형과 같은 문제가 발생할 수 있으므로 계속해서 모니터링이 필요하다.

• 저탄수화물식

저탄수화물식의 경우는 종일 섭취하는 총 칼로리 중 탄수화물이 30%를 넘지 않도록 제한한다. 그리고 하루 총 탄수화물 섭취량을 130g 미만으로 제한한다. 저탄수화물식의 경우는 비교적 느슨하게, 종일 섭취하는 총 칼로리의 40~45% 수준으로 탄수화물 섭취를 제한한다. 저탄수화물식은 보통 초기 체중 감량 효과는 크지만, 장기적으로는 효과가 없거나 미미할 수도 있다.

• 고단백식

종일 섭취하는 총 칼로리의 25~30%를 단백질이 차지할 정도로 단백질을 많이 섭취한다. 단백질 섭취를 오히려 늘려서 탄수화물의 과도한 섭취를 방지하는 방법이다. 또한 우리 몸은 음식으로 섭취하는 에너지가 줄어들면 근육 등의 단백질을 분해하여 에너지로 쓰려고 한다. 그래서 고단백식은 다이어트를 할 때 단백질 손실을 방지해 주는 효과가 있다.

• 간헐적 단식

식사 제한 시간을 확실하게 정하여 식사 조절을 하는 방법이다. 칼로리 섭취 제한을 하는 날과 하지 않는 날을 설정하는 방법이 있다. 그리고 하루 중에 음식물을 섭취하는 시간대를 일정하게 설정하는 방법도 있다. 다만 칼로리 섭취량을 제한하는 방법에 비해서는 큰 효과는 없을 수 있다.

❷ 두 번째 치료 방법, 운동 치료

의학적 치료로서의 운동은 어떤 내용을 담고 있는지 살펴보자.

- 운동 치료 전에 심혈관 질환, 대사성 질환, 신장 질환 등이 있으면 의사와 상담하고 운동을 시작한다. 운동을 처음 시작한다면 저강도, 중강도부터 운동을 시작하는 것이 좋다.
- 유산소 운동은 최소 1주일에 150분 이상, 1주일에 3~5회 이상 실시한다. 근력 운동은 대근육 운동을 위주로 주 2~3회 실시하는 것이 좋다.
- 체중 감량 효과는 유산소 운동과 근력 운동을 병행한 운동이 유산소 운동 단독이나 근력 운동 단독에 비해 효과적이다.
- 효과적인 체중 감량을 위해서는 운동 치료와 식사 치료를 병행하는 것이 좋다.

❸ 세 번째 치료 방법, 행동 치료

행동 치료라고 하면 잘 와닿지 않을 수 있지만, 전반적인 생활 속에서 실천하는 방법을 뜻한다.

- 패스트푸드나 조리하지 않고 바로 먹는 즉석 음식을 피한다.
- 음식을 살 때 꼭 필요한 만큼의 돈만 가지고 간다.
- 계획된 시간에만 식사한다.

- 다른 사람들이 음식을 불필요하게 권하면 거절한다.

- 음식을 보이지 않는 곳에 보관한다.

- 모든 음식은 정해진 한곳에서만 먹는다.

- 식사 후에는 식탁 위에 음식물이나 그릇을 놓지 않고 바로 식탁을 떠난다.

- 남은 음식을 아깝다고 먹거나 보관하지 말고 과감히 버린다.

- 외식이 꼭 필요하지 않은 약속이라면 식사 대신 다른 활동을 중심으로 약속을 잡는다. 차 마시기, 영화 관람, 운동, 산책 등이 좋다.

- 외식을 할 때면 요리나 덮밥과 같은 일품요리보다는 백반과 같은 정식 요리를 선택한다.

- 후식은 미리 주문하지 않도록 하고, 음료수 대신에 물이나 차를 마시는 것이 좋다.

❹ 네 번째 치료 방법, 약물 치료

의학적으로 비만의 기본적인 치료 방법으로 식사 치료, 운동 치료, 행동 치료를 먼저 권한다. 약물 치료는 어디까지나 이들과 함께 시행하는 부가적인 치료 방법으로 사용할 것을 권장한다. 약물 치료를 제일 먼저 단독으로 시작하는 것은 권장하지 않는다. 약물을 사용하지 않는 치료만으로 체중 감량에 실패하면 비로소 약물 치료를 고려하는 식으로 이루어진다. 비만 치료에 사용되는 약물은 알약으로 간편하게 먹을 수 있는 제품도 있고, 주사로 나온 약물도 많다.

- 지방의 흡수를 억제한다.

- 중추 신경에 작용해서 식욕을 직접적으로 억제한다.

- 교감 신경을 활성화해 에너지 소모를 높인다.

- 음식을 먹으면 위장에서 팽창해서 포만감을 느끼게 한다.

이러한 작용을 통해 다이어트에 직접적으로 도움이 될 수 있다. 그러나 대한비만학회에 따르면, 비만 치료제를 처방받은 환자의 10명 중 3명은 중도에 처방을 중단해 버린다고 한다. 처방을 중단해 버린 사람 중에서 무려 46%가 꼽은 이유는 바로 비용 부담 때문이라고 한다. 실제로 우리나라에서는 비만과 관련된 치료와 약물은 모두 비급여로 이루어진다. 즉 보험 적용이 되지 않고 있다. 보험 적용이 되지 않으면 보험 적용이 될 때보다 3배 이상의 가격을 부담해야만 한다. 다이어트는 살과의 싸움이기도 하지만 돈과의 싸움이기도 한 것이다.

: 술과 다이어트

치킨과 맥주는 환상의 궁합이다. 바삭하고 기름진 치킨의 느끼함을 시원하고 톡 쏘는 맥주가 잡아 주기 때문이다. 삼겹살과 소주도 환상의 궁합이다. 잘 구워진 삼겹살을 한입 가득 먹자마자 소주를 한 잔 마시면 입 안에 남아 있던 기름이 싹 헹궈지는 것과 같이 개운한 느낌이 절로 들게 된다. 우리는 이들을 '환상의 궁합'이라고 부르지만, 한 획만 추가하면 '환장의 궁합'으로 돌변한다. 실제로 우리 몸에는 환장의 궁합이라는 말이 더 어울릴 것이다.

술이 다이어트에 나쁜 이유

음식만 먹어도 살이 찌는데, 술을 같이 먹으면 살이 더 찐다는 것을 쉽게 예상할 수 있다. 그런데 술이 얼마나 살을 찌우는지는 잘 와 닿지 않을 것이다. '에이, 술은 음식도 아니고 그냥 마시는 건데 얼마나 살이 찌겠어', '안주가 살이 찌는 거지, 술은 많이 마셔도 괜찮지 않나'와 같이 막연한 생각을 하는 사람이 많을 것이다.

탄수화물과 단백질은 1g당 4kcal 정도의 칼로리를 내고, 지방은 1g당 9kcal 정도의 칼로리를 낸다. 그런데 알코올은 1g당 7kcal 정도로, 생각보다 높은 칼로리를 포함하고 있다. 실제로 와인 한 잔이나 맥주 한 잔에 들어 있는 칼로리는 약 150kcal 정도 된다. 흰 쌀밥 한 공기의 칼로리가 약 200~300kcal 정도니 같이 비교해 보면 어느 정도인지 와 닿을 것이다.

맥주와 같이 달지 않은 술일지라도 알코올 자체가 가지고 있는 칼로리가 생각보다 높다. 음식과 술을 같이 먹으면 음식의 칼로리에 술의 칼로리까지 더해서 칼로리 폭탄을 섭취해 버리는 격이다. 그런데 설상가상으로 술은 자체적으로 가진 칼로리뿐만 아니라 신체의 효율성을 떨어뜨리고 지방 저장을 늘려 버리는 훨씬 나쁜 존재다.

만일 음식과 술을 같이 섭취한다면, 몸은 먹은 음식보다도 알코올을 먼저 대사하도록 짜여 있다. 알코올의 대사는 간에서 일어나는데, 알코올을 섭취하자마자 간은 알코올의 대사에만 집중해 버린다. 간은 알코올뿐만 아니라 지방도 대사하는 곳이다. 그런데 간이 알코올 대사에만 집중하며 지방 대사를 멈추어 버린다. 실제로 알코올을 섭취하면 신체의 지방 연소 과정이 무려 73%나 느려질 수도 있다. 그래서 지방이 분해되지 않고 축적이 일어나는 것이다.

음식보다 알코올을 먼저 대사한다는 의미는, 알코올에서 나오는 에너지를 먼저 사용하고 음식에서 나오는 에너지는 나중에 사용하기 위해서 저장해 놓는다는 뜻이다. 그런데 우리 몸이 제일 선호하는 에너지 저장 형태가 바로 지방이다. 그래서 술과 함께 먹었던 음식은 곧바로 지방으로 정직하게 바뀌어 버린다. 예를 들어 치킨과 맥주를 같이 먹으면 맥주에서 나오는 에너지를 먼저 쓰고 치킨에서 나오는 에너지는 그대로 살로 바뀐다는 말이다. 그렇게 먹은 음식이 체지방으로 바뀌는 데는 4시간도 채 걸리지 않는다고 한다.

그리고 술을 같이 마시면 음식을 더 많이 먹게 된다. 왜냐하면 알코올은 뇌에서 렙틴 호르몬의 작용을 방해하기 때문이다. 렙틴은 포만감을 느끼고 식욕을 떨어뜨리는 호르몬이다. 그런데 렙틴이 제대로 일하지 못하니 식욕을 주체하지 못하고 더 많이 먹을 수밖에 없는 것이다.

알코올은 뇌의 판단력을 떨어뜨린다. 음식을 먹고 싶은 유혹이 들어도 그것을 떨쳐내기가 더 어려워진다. 맵고 짜고 기름진, 자극적인 음식이 더 생각나게 된다. 알코올은 '독소'라는 사실을 잊지 말자. 특히 알코올은 소화와 관련된 기관에 많은 손상을 준다. 술을 과도하게 마신 다음 날 속이 쓰리거나 설사를 한 경험이 있을 것이다.

우리의 위, 장, 간은 알코올에 특히 민감하여서 기능이 손상되기 쉽다. 위염, 간경화와 같은 질병의 가장 큰 원인 중 하나가 바로 알코올이다. 또한 과량으로 알코올을 섭취하는 것은 우리 몸에 큰 스트레스를 주는 상황이므로, 스트레스 호르몬인 코르티솔이 많이 분비된다. 코르티솔은 식욕을 순간적으로 상승시켜서 폭식에 대한 갈망을 끌어올리는 주범이다. 그리고 코르티솔은 우리 몸의 체지방을 복부 주위로 재배치하기 때문에 살 중에서도 뱃살을 더욱 찌운다.

술이 근육에 미치는 영향

정기적으로 운동하는 건강하고 젊은 사람들을 대상으로 알코올이 근육 합성 속도에 얼마나 영향을 미치는가에 관한 연구를 했다. 실험에 참여한 사람들은 근력 운동을 한 후 8시간의 회복 기간을 가졌다. 이 회복 동안 한 그룹은 단백질만 25g을 섭취했다. 그리고 다른 그룹은 단백질 25g과 알코올이 들어간 음료를 같이 섭취했다.

연구 결과 단백질과 알코올을 같이 섭취했을 때 단백질만 섭취했을 때보다 근육의 성장과 회복이 더욱 저하되었다. 실제로 알코올 섭취는 근육 세포의 물질대사를 억제해서 근육 성장을 막는다. 그리고 염증을 일으켜 근육의 손상이 회복되지 못하게 한다. 술을 마시면 근육이 녹는다는 이야기가 괜히 나온 것이 아니다.

알코올은 근육 성장에 중요한 성장 호르몬의 분비를 방해한다. 술로 인해 뇌에서 성장 호르몬 분비가 70%까지 감소시킬 수 있다. 성장 호르몬은 깊은 수면을 할 때 많이 분비되는데, 술을 마시고 잠을 자면 수면 리듬이 방해되고 자주 깨게 된다. 알코올은 근육 성장에 중요한 호르몬인 테스토스테론의 분비도 방해한다. 알코올을 간에서 해독하는 과정에서 나오는 독성 물질 '아세트알데히드'가 테스토스테론의 분비를 직접 억제한다고 한다.

건강하게 음주하는 방법

술은 당연히 피하면 좋다. 사실 모두가 그 사실을 알고 있다. 하지만 알면서도 마시는 것이 술이다. 술을 마셔야 하는데 건강을 조금이라도 지키려면 어떻게 하면 좋을지 알아보자.

❶ 적당히 마시기

미국인을 위한 식생활 지침에서는 알코올 섭취를 하루에 1~2잔 이하로 제한할 것을 권고한다. 남성은 하루에 2잔 이하, 여성은 하루에 1잔 이하를 권고하고 있다. 동양인은 서양인보다 알코올 분해 효소가 적기 때문에 그보다 더 적게 마셔야 할 것이다. 항상 술자리에 가기 전에는 오늘 내가 마실 한도를 확실히 정하고 가는 것이 좋다. 소주 3잔만 마시고, 그 후에는 무조건 물만 마시는 식으로 말이다.

❷ 술을 마시기 전에 식사 먼저 하기

식사를 단독으로 하고 그다음에 술을 마시면 과식의 위험이 줄어든다. 술이 뇌의 판단력을 흐트러뜨리고, 배가 불러도 식욕이 떨어지지 않게 방해하기 때문이다. 그리고 위장에 음식물이 있는 상태에서는 위장이 알코올을 천천히 흡수하게 된다. 술을 마시기 전에 안주를 먼저 마시고 술을 마시면 잘 취하지 않는 이유기도 하다. 술을 마실 때마다 물 한 잔도 같이 마시면 좋다. 물은 알코올을 희석해서 더 늦게 취하게 만들고 알코올의 해독도 도와준다. 또한 알코올이 소변으로 배출되는 것을 촉진한다.

❸ 칼로리가 높은 주류는 피하기

요즘 유행하는 하이볼은 단맛을 내기 위해 당분이 많이 들어가기 때문에 칼로리가 매우 높다. 단맛을 내기 위해 과일 주스가 많이 들어가는 칵테일도 마찬가지다. '사소'라고 하는 사이다와 소주를 섞어 마시는 조합도 좋지 않다. 술을 섞어서 마시고 싶다면 칼로리가 없는 탄산수가 좋은 선택이다. 또한 보드카와 같은 증류주는 맥주나 와인에 비해 칼로리가 낮은 편이다.

: 윗몸 일으키기를 많이 하면 뱃살이 빠질까

모 TV 프로그램에서 펭귄과 같이 팔을 위아래로 올렸다 내렸다 하는 운동을 많이 하면 팔뚝 살이 많이 빠진다는 다이어트 운동을 소개하는 것을 본 적이 있다. 크런치나 윗몸 일으키기를 많이 하면 복부에 자극이 많이 가고 혈류가 그쪽으로 몰리므로 뱃살이 특히 잘 빠진다고 주장하는 기사를 본 적도 있다.

단도직입적으로 말하자면 모두 틀렸다. 그런데 왜 그러한 잘못된 사실을 열심히 떠벌리는지 이해가 간다. 이유는 바로 그럴듯하기 때문이다. 뭔가 한 부위를 계속 움직이면 그 부위가 날씬해질 것만 같다. 하지만 얼굴만 갸름해지고, 팔뚝만 가늘어지며, 뱃살만 빠지는 등 부위별로 살이 빠지는 일은 절대로 불가능하며 과학적으로도 말이 되지 않는다.

다만 왜 살이 빠지면 얼굴 살이 먼저 빠진다고 착각하기 쉬운지 짐작이 된다. 그냥 얼굴에는 지방이 다른 부위보다 적게 분포하기 때문이다. 반면 뱃살이 제일 안 빠진다고 착각하는 이유는 다른 부위보다 배에 지방이 많이 분포하기 때문이다. 체지방이 줄면 몸 전체에 걸쳐서 줄고, 전체적으로 살이 빠진다. 그러면 똑같이 빠져도 얼굴이 상대적으로 더 많이 빠지고 뱃살은 덜 빠져 보일 수밖에 없다.

운동을 하면 처음에는 탄수화물이 주 에너지원으로 소비된다. 20분 정도가 지나면 지방이 주 에너지원으로 소비되기 시작한다. 바로 그때부터 우리 몸은 체지방을 에너지원으로 동원하는데, 이때 특정 부위가 아닌 몸 전체에 분포된 체지방을 다 같이 동원한다.

결국 목표하는 부위만의 단독 지방 감소는 불가능하다. 뱃살을 빼려면 전신의 지방을 빼는 수밖에 없다. 지방을 빼는 것은 우리가 많이 들어 본 방법이다. 건강한 식습관, 설탕 섭취량 감소 등 다양한 방법이 있다. 칼로리가 높은 가공식품과 패스트푸드 섭취를 줄이고, 알코올 섭취도 줄이면 좋다.

특정 부위만 살을 빼겠다고 그 부위만 운동하는 것은 정말 비효율적이고 피로한 행위다. 팔뚝 살을 빼겠다고 아무리 팔을 휘저어 봤자 팔 근육에 피로만 누적되어서 근육통이 생기고 뻐근해지기만 할 뿐이다. 그리고 팔만 움직여서는 운동량과 에너지 소비량을 크게 늘리기 어렵다. 더 큰 운동량과 에너지 소비량을 위해서는 전신 운동과 대근육을 사용하는 운동을 해야 좋다. 그렇게 운동하면 팔을 마구 휘젓지 않아도 팔뚝 살이 저절로 빠질 것이다.

사실 윗몸 일으키기는 뱃살을 집중적으로 빼기보다는 코어 근육을 강화하는 데 좋다. 복근은 물론이고 목의 근육도 단련하고 탄탄하게 만든다. 코어를 강화하면 허리 통증을 줄이고 몸의 균형을 개선하며 유연성을 높일 수 있다.

그래서 윗몸 일으키기를 하되 뱃살을 직접적으로 줄이는 것에 의존하지 말자. 대신 전체적인 운동 능력 강화에 초점을 두고 보람을 느껴 보자. 좋은 윗몸 일으키기 방법은 1주일에 3번, 그리고 한 번 할 때는 8~12회 반복으로 3세트 정도 하는 것이 좋다.

: 갑상샘, 다이어트의 복병

다이어트는 누구에게나 힘든 일이지만 만약 갑상샘 기능에 문제가 있다면 더 어려울 수 있다. 갑상샘은 나비 모양으로 생긴 호르몬을 분비하는 내분비 기관 중 하나다. 갑상샘의 위치는 목의 아래쪽에서 앞쪽 부분에 있다. 갑상샘의 가장 큰 역할은 '티록신'이라고 불리는 갑상샘 호르몬을 만들어 혈액으로 분비하는 것이다. 티록신은 우리 몸의 신진대사를 활발하게 하여 에너지 발생을 촉진하는 호르몬이다. 또한 체온을 유지하고 뇌, 심장, 근육과 같은 중요한 기관이 정상적으로 작동하도록 도와주는 역할도 한다.

갑상샘은 체중에도 영향을 미칠 수 있다. 갑상샘이 충분한 호르몬을 생산하지 못하는 것을 '갑상선 기능 저하증'이라고 부르는데, 갑상선 기능 저하증에 걸리면 신진대사가 느려진다. 신진대사는 섭취한 영양을 에너지로 전환하는 과정을 뜻한다. 그런데 이 과정이 느려진다는 것은 에너지 소비 효율이 떨어진다는 말과 일맥상통한다. 따라서 남는 에너지가 지방으로 저장되기 쉽고, 이는 체중 증가로 이어질 수 있다.

반대로 갑상샘에서 호르몬이 너무 많이 생성되는 것을 '갑상선 기능 항진증'이라고 한다. 이렇게 되면 신진대사가 과도하게 진행되어 정상인보다 더 많은 에너지를 소모하게 된다. 그래서 지방의 소모가 늘어나 체중 감소를 초래할 수 있다.

갑상선 기능 저하증이 있으면 신체가 에너지를 효율적으로 사용하지 않기 때문에 체중이 증가하는 경향이 있다. 갑상선 기능 저하증이 심할수록 체중 증가가 더 심한 경향을 보인다. 대략 2~5kg 정도 증가할 수 있다고 한다.

실제로 비만인 성인 중에서 10%에서 최대 60% 정도는 갑상선 기능 저하증을 앓고 있을 정도로 생각보다 흔하다. 가벼운 갑상선 기능 저하증일지라도 얼마든지 체중 증가로 이어질 수 있다.

그렇다면 갑상선 기능 저하증이 있는 사람들에게 갑상샘 호르몬을 보충해 주면 체중 감량이 일어날까?

사실 알약 형태로 먹을 수 있게 만들어진 갑상샘 호르몬이 이러한 용도로 사용된 적이 있다. 하지만 대부분 사람은 약을 먹으면 체중이 감소하다가도 사용을 중단하면 체중이 금세 다시 증가한다. 게다가 갑상샘 호르몬을 불필요하게 과량으로 복용하면 심각한 부작용이 발생할 수 있다. 심혈관 질환, 불면증, 두통, 생리불순, 피부 발진과 같은 부작용이 일어날 수도 있다.

그래서 만일 갑상선 기능 저하증을 앓고 있다면 다이어트가 더 어려울 수 있다. 갑상샘 호르몬 수치가 낮을수록 기초 대사량이 낮다. 기초 대사량이 낮으면 똑같은 에너지를 소모하기 위해 더 많은 활동을 해야 한다. 그리고 에너지 소비가 적기 때문에 살이 찌지 않으려면 남들보다 더 적게 먹어야만 한다. 더 움직이고 덜 먹어야 하니, 혼자만 하드 모드로 다이어트를 하는 셈이다.

: 적게 먹어도 살찌는 이유, 신진대사 가이드

아무리 먹는 양을 줄여도 살이 빠지지 않는다고 탓하는 사람들이 많다. 물론 그 반대로 아무리 먹는 양을 늘려도 살이 찌지 않는다고 탓하는 사람들도 있다. '신진대사'란, 우리의 몸이 섭취한 음식을 에너지로 전환할 때 발생하는 화학적 대사 과정을 뜻한다. 신진대사는 먹어서 얻은 영양소와 숨을 쉬어서 얻은 산소를 결합해서 에너지를 생성하는 복잡한 과정이다.

우리가 휴식을 취할 때조차도 우리 몸은 에너지가 계속 필요하므로 끊임없이 신진대사를 진행하고 있다. 아무것도 하지 않고 가만히 앉아 있다고 해서 에너지를 전혀 소모하지 않는다고 생각하면 큰 오산이다.

뇌는 끊임없이 일하면서 의식을 유지하고 있다. 36.5도로 체온을 맞추기 위해 몸은 계속해서 열을 내고 있다. 소화 기관은 지금도 음식물을 소화하느라 바쁘다. 지금도 계속 숨을 쉬고 있지 않은가. 모든 '자동'이라고 부를 수 있는 활동에는 에너지가 많이 쓰인다.

휴식을 할 때 신체가 이러한 일을 하기 위해 사용하는 에너지의 양을 기초 대사량이라고 부른다. 기초 대사량은 휴식을 취하는 동안 신체가 기능하는 데 필요한 최소의 에너지를 뜻한다. 놀랍게도 총 에너지 소모량 중 기초 대사량은 약 60~70%나 된다. 과장해서 말하자면 아무것도 안 하고 숨만 붙어 있어도 상당량의 에너지를 소모하고 있다. 이어서 몸을 직접 움직이는 데 쓰이는 활동 대사량이 20~30% 정도를 차지한다.

그렇다면 신진대사는 체중에 어떤 영향을 미칠까? 사실 많은 사람이 적게 먹는데도 체중이 증가하는 것의 원인을 신진대사가 부진한 탓으로 돌린다. 그런데 신진대사가 문제라기보다는 단순히 소모하는 에너지보다 섭취하는 에너지가 많기 때문인 경우가 대부분이다. 먹는 양을 줄여도 살이 빠지지 않는다면, 먹는 양은 더욱 줄이고 운동을 더 많이 해야 한다는 뜻이다. 신진대사는 신체 활동에 필요한 에너지의 양을 결정할 뿐이다. 체중은 얼마나 먹고 얼마나 움직이는지가 결정한다.

낮은 신진대사의 원인은 다음과 같이 여러 가지가 있다.

❶ 질병

갑상선 기능 저하증이 대표적인 사례다. 갑상샘 호르몬은 지방의 대사를 늘리고 체내 물질의 전환 속도를 빠르게 하는 기능을 가진다. 갑상샘 호르몬이 부족하다면 전체적인 신진대사가 느려지고 몸이 에너지를 충분히 소모하지 못할 수 있다. 이에 따라 음식 섭취량이 증가하지 않았음에도 불구하고 체중이 점진적으로 늘어나게 된다. 많은 갑상선 기능 저하증 환자들이 체중 증가를 경험하며, 심지어 운동을 열심히 해도 체중 감량이 더 힘들다는 느낌을 받을 수도 있다.

❷ 적은 근육량

근육을 만들고 유지하는 데에는 많은 에너지가 필요하다. 근육이 1kg 늘어날 때마다 하루에 최소 80kcal, 최대 240kcal까지도 에너지를 더 소모할 수 있다. 하루에 밥 한 공기 정도의 칼로리를 추가로 소모할 수 있는 셈이다. 따라서 근육량이 적다면 좋은 부스터를 잃어버리는 셈이다.

❸ 고령

나이가 들면 신체 기관들의 효율이 떨어지고 근육량도 줄어들면서 신진대사가 더 낮아질 수 있다. 움직여도 자주 아프니 활동량이 더욱 줄어든다.

그렇다면 건강한 신진대사를 위한 방법에는 어떤 것들이 있을까?

❶ 끼니 거르지 않기

끼니를 거르고 자꾸 굶으면 몸이 빠르게 적응한다. 그리고 신체 기능 유지에 더 적은 에너지만 사용하는 긴축 재정에 돌입해 에너지 소모량이 확 준다. 그리고 섭취하는 에너지를 너무 많이 줄이면, 몸은 에너지를 얻기 위해 근육을 분해하기 시작한다. 그렇게 근육량이 감소하면 신진대사가 더욱 줄어들 수밖에 없다.

❷ 몸을 더 많이 움직이기

물론 운동도 중요하지만, 더 강조하고 싶은 것은 평소에 몸이 얼마나 움직이는지가 중요하다는 것이다. 출근할 때 가까운 거리는 자동차를 운전하기보다는 자전거를 타거나 걸어서 가는 것이 몸을 더 많이 움직이는 방법이다. 집에서도 가만히 앉아 있기보다는 집안일을 하거나 심지어 그냥 서서 방 안을 돌아다니는 것도 도움이 된다. 오래 앉아 있을 일이 있다면 30분마다 한 번씩 일어서서 기지개를 켜고 움직여 보자. 이러한 운동이 아닌 일상 활동을 통해 에너지를 소모하는 것을 '비운동 활동 열 발생'이라고 부른다. 이렇게 조금이라도 몸을 더 움직이는 습관을 통해 매일 최대 800kcal 정도를 추가로 더 사용할 수 있다.

❸ 단백질이 풍부한 식단

육류, 달걀, 생선, 견과류처럼 단백질이 풍부한 식단은 신진대사와 에너지 소모를 증가시킨다. 실제로 단백질을 소화하는데 필요한 에너지의 양은 탄수화물과 지방의 경우보다 15~30% 더 높다. 단백질의 소화를 위해 매일 300kcal 정도를 더 소모할 수 있는 셈이다.

: 건강한 식사의 30-30 법칙

바쁜 직장인들의 점심시간은 정해져 있다. 30분이면 30분, 1시간이면 1시간 만에 후딱 식사를 해치우고 다시 일을 시작해야 한다. 촉박하고 사람들이 몰리는 식당이면 마음도 급하다. 그래서 보통은 15분 만에 빠르게 식사를 마치는 것이 현실이다. 혼자 먹는 것이 아니라 동료들과 같이 먹으면 더 빨리 먹게 된다. 특히 남성 직장인들은 정말 식사를 빠르게 해치운다. 마치 누가 쫓아오는 것처럼 말이다.

사실 바쁘다 보니 빨리 먹는 습관이 몸에 배기 쉽다. 하지만 건강을 생각한다면 적어도 음식을 한입에 넣으면 30번 씹고 삼키고, 30분에 걸쳐서 천천히 먹는 습관을 들이는 것이 좋다. 30번 씹고 30분 동안 먹기, 이것이 바로 '식사의 30-30 법칙'이다. '30-30 법칙'을 기억해서 내일부터 실천해 보자.

이 30이라는 숫자는 1800년대 후반에 다이어트 전문가로 불렸던 '호레이스 플레처'라는 사람이 주장한 것이다. 그는 씹는 것을 너무나 좋아한 나머지 별명이 '위대한 저작자'이기도 했다. 실제로 그의 주장을 따르는 유명인도 많았고 그의 추천을 따르는 것을 뜻하는 '플레처리즘'이라는 용어도 유행했다.

아무튼 플레처에 따르면 천천히 씹는 것이 그의 건강을 획기적으로 개선했다고 한다. 원래 그는 비만이었고, 마흔 살이었음에도 건강이 급격히 쇠퇴하고 있었다. 그런데 그는 많이 씹는 식이요법만으로 70kg 이상을 감량했고 건강이 좋아졌다고 주장했다.

그는 씹는 시간이 길어지면서 신체가 음식에서 영양분을 더 많이 섭취할 수 있게 되었을 뿐만 아니라, 포만감이 많이 들어 음식도 덜 먹게 되었다고 주장한다. 게다가 30번 씹는 것은 그저 간단한 지시일 뿐이고, 실제 플레처의 지시는 음식에서 마지막 맛이 사라질 때까지 씹는 것이었다고 한다. 음식을 삼키기 전에 기본적으로 액체와 같이 되어야 한다고 했고, 그 상태에서 삼켜야 한다고 했다. 이 정도면 씹느라 턱이 나갈 지경일 텐데 말이다.

사실 플레처의 주장에는 과학적 근거가 부족하지만 실제로 음식을 천천히 씹으면 포만감이 더 많이 든다. 그러면 음식을 덜 먹을 수 있으며 이는 체중 감량과 건강에 긍정적인 영향을 미칠 수 있다. 그리고 소화가 천천히 되니까 소화를 통해 음식에서 얻는 영양분의 양도 더 많아진다.

그렇다면 왜 30번 이상 꼭꼭 씹어 먹는 습관이 좋은 것일까? 여기에는 간과하기 쉬운 사실이 있다. 우리의 소화 기관은 위부터 시작하지 않는다. 입에서부터 시작한다는 것이다. 입이 하는 중요한 일은 2가지가 있다. 먼저 음식물을 씹음으로써 더 작은 덩어리로 쪼개는 것이다. 그리고 침이라는 훌륭한 소화 효소를 분비해서 탄수화물의 실질적인 소화를 담당하는 것이다.

초등학교 과학 시간에 하는 실험 중에서 부피가 같은 각설탕 2개를 각각 물에 녹이며 녹는 데까지 걸리는 시간을 비교하는 실험이 있다. 모든 조건은 동일한 상태에서 하나의 각설탕은 저어 주고 나머지는 가만히 두면, 저어 준 각설탕이 무조건 먼저 녹는다. 왜냐하면 전체 부피가 같아도 물에 닿는 표면적이 다르기 때문이다. 큰 덩어리의 각설탕을 잘게 쪼갤수록 표면적이 커지고 그러면 물과 닿는 면적이 늘어나서 더 빨리 녹는 것이다.

우리가 음식을 충분히 씹고 삼켜야 하는 이유도 마찬가지다. 음식을 잘게 씹어서 더 작은 덩어리로 만들수록 타액, 위액, 장액과 같은 우리 몸의 소화액에 노출되는 표면적이 늘어난다. 따라서 소화액이 더 잘 작용하고 효율적인 소화가 일어날 수 있다.

실제로 음식을 씹지 않고 그냥 삼키듯이 급하게 식사하면 속도 더 부룩하고 가스가 많이 차는 느낌이 들 때가 많다. 덩어리가 너무 큰 나머지 위와 장이 과로하게 되고, 소화의 효율도 떨어지므로 음식에서 얻는 영양분도 적어져 버린다.

입에서 음식을 충분히 씹으면 음식과 침의 혼합이 잘 된다. 침은 고체인 음식물이 식도를 잘 통과하고 위에서 소화가 더 부드럽게 잘 되게 만들어 준다. 그리고 침에는 '아밀레이스' 또는 '아밀라아제'라고 부르는 탄수화물을 직접 소화하는 효소가 있다. 아밀레이스는 녹말을 엿

당으로 분해하는 역할을 한다. 쌀밥을 오래 씹으면 단맛이 느껴지는 이유기도 하다.

한국인은 쌀밥 위주의 식사를 많이 해서 다른 나라 사람들보다 더욱 많이 씹어야 한다. 특히 한국인이 많이 먹는 쌀의 품종은 '자포니카'인데, 다른 품종보다 찰지고 점성이 높은 편이다. 현미, 찹쌀, 보리와 같은 잡곡은 더 단단하므로 주의 깊게 씹어야 한다.

음식물을 잘게 쪼개고, 침으로 탄수화물을 소화하는 것 말고도 꼭꼭 씹어 먹어야 하는 또 다른 이유가 있다. 시간을 들여 천천히 씹으면서 먹어야지 뇌의 포만 중추에 배가 부르다는 신호가 충분히 전달되기 때문이다. 렙틴 호르몬을 설명할 때, 식사를 시작하고 렙틴이 분비되어 뇌에 작용해서 포만감이 들게 하는 데까지 최소 20분의 시간이 걸린다고 하였다. 그 시간을 확보해야 한다.

30분 이상 천천히 식사하는 습관을 들여보자. 식사를 덜 해도 상대적으로 배가 더 불러오는 신기한 경험을 할 수도 있다. 음식을 게눈 감추듯 흡입해 버리면 배가 부른 느낌이 들기도 전에 이미 과식을 해 버리는 것이다. 과식을 해 버렸는데 포만감이 뒤늦게 몰려오면 속이 갑자기 더부룩해지고, 음식물로 빵빵해진 위는 고통받게 된다. 천천히 먹으면 조금만 먹어도 배가 매우 부르다고 느끼기 때문에 식사량이 줄게 된다. 천천히 먹는 것이 다이어트의 지름길이기도 하다.

너무 빨리 먹는 사람과는 되도록 점심을 같이 먹지 않는 것이 좋다. 주변에서 빨리 먹더라도 꿋꿋하게 천천히 잘 씹어 먹는 습관을 지켜 나가자. 건강을 위해서는 다른 사람의 눈치를 덜 보는 것이 좋다.

음식을 먹는 도중에 계속 숟가락과 젓가락을 들고 있지 말자. 잠시 쉬는 사이 사이에 내려놓는 것이 먹는 속도를 조절하는 데 도움이 될수 있다. 그리고 숟가락보다는 젓가락을 더 많이 사용하는 것이 좋다. 숟가락은 한 번에 많이 퍼서 입에 넣을 수 있기 때문에 더 빨리 먹기 쉽다. 젓가락을 많이 사용하면 '깨작깨작 먹는다'는 비판을 들을 수도 있지만, 더 천천히 조금씩 먹는 데는 확실히 도움이 된다. 건강한 식사를위한 30-30 법칙, 당장 내일 점심시간부터 시작해 보자.

: 바디프로필의 위험성

팬데믹이라고 불리는 코로나바이러스는 3년 이상 우리의 일상을 괴롭혔다. 감염으로 인한 후유증 말고도 전반적인 신체 건강, 정신 건강에 악영향을 미쳤다. 사람들이 외부 활동을 꺼림에 따라 가장 피해를많이 본 것 중 하나는 바로 운동이다. 일단 다들 밖에 나가는 것을 두려워했기 때문이다.

그런데 격리 조치와 외출 제한 조치가 해제되고 일상이 점차 회복되면서 그동안 참아 왔던 사람들이 운동을 다시 시작했다. 집에 머무는 시간이 길다 보니, 그동안 집 밖을 나가지 않고 덜 움직이고 음식을더 많이 먹게 되었다. 그래서 '확진자가 아니라 확 찐자'라는 우스갯소리가 나올 정도로 많은 사람이 체중 증가를 경험했다. 이렇게 찐 살을빼려는 동기와 더불어 운동과 미용 트렌드가 부활하며 우리나라에서바디프로필이 유행하였다.

우리나라는 남의 눈치를 많이 보고 극도의 미를 추구하는 편이다. 바디프로필의 의도가 일정부분 변질하였다는 뜻이다. 바디프로필은 전문 사진 스튜디오에서 몸을 촬영한 사진을 뜻한다. 특정 순간에 사람의 몸이 어떻게 보이는지 기록하기 위한 목적으로 사진을 찍는다.

여기서 '특정 순간'이라는 단어에 주목해야 한다. 자신의 가장 예쁜 모습만을 기록하기 위해 바디프로필을 찍지만, 이는 그 순간만 대변할 뿐이다. 바디프로필 촬영이 끝나면 수분 섭취도 정상적으로 하고 그동안 못 먹었던 음식을 다시 먹으면서 '사진 속의 나 자신'은 사라져 버리고 만다.

바디프로필을 촬영하려면 최소 3개월 정도의 준비 시간을 가진다. 스튜디오 촬영을 예약한 뒤 몸을 만들기까지 짧게는 3개월, 길게는 5개월 정도의 시간밖에 없다. 그리고 그 기간에 단기간이라고는 믿을 수 없을 정도로 많은 양의 근육을 늘리고, 많은 양의 체중과 지방을 감량하도록 스케줄을 짠다. 장기적인 효과가 아닌 단기적인 효과만을 염두에 두고 엄격한 운동과 식단 관리를 시키는 것이다. 특히 촬영 한 달 전부터 진행하는 식단 관리는 매우 엄격하다.

체지방을 극단적으로 빼야 해서 닭가슴살, 고구마, 채소 등의 제한적인 식사만이 소량만 제공된다. 이렇게만 먹고 하루에 2~3시간씩 유산소와 근력 운동을 한다. 근력 운동도 중요하지만 아무래도 체지방 감량이 더 중요하다 보니 유산소 비중이 엄청나게 커진다. 사람들은 한 달만 참으면 끝이라는 생각과 평생 한 번 찍는 바디프로필이라는 생각으로 힘든 과정을 이기려고 한다. 그런데 이것은 몸을 혹사한다는 점에서 결코 건강한 다이어트 방법은 아니다.

촬영이 끝나면 고생한 자신을 축하하기 위해서 보상 심리가 발동된다. 극단적인 폭식이 나타나기 쉽다. 이것은 최악의 다이어트 유형 중 하나로, 몇 달 동안 음식 섭취를 줄였기 때문에 음식 특히 고칼로리 음식에 대한 갈망이 시작된다. 바디프로필 촬영이 끝났으니 드디어 그 음식을 먹을 자격이 있다는 보상 심리 때문에 더 쉽게 굴복할 수밖에 없다.

우리 몸은 잉여 에너지를 지방의 형태로 저장하도록 설계되어 있다. 탄수화물과 단백질은 1g당 4kcal의 에너지를 내지만, 지방은 1g당 9kcal의 에너지를 내기 때문에 지방이 가장 효율적인 저장 수단이다. 그런데 우리 몸은 굶주리는 기간 동안 기다리며 영양 결핍에 계속해서 대비하고 있다. 긴축 재정을 실행하고 있다가 영양분이 많이 들어오는 순간 곧바로 저장하는 것을 호시탐탐 노리고 있다. 그래서 바디프로필 촬영 후 식단을 원래대로 돌리기만 했는데도 체중 증가가 즉각적이며 증가한 체중을 되돌리기는 더욱 어려워진다.

그리고 적절한 영양분의 공급이 부족해지면 면역력도 나빠진다. 바디프로필 촬영을 위해 3개월 정도에 걸쳐 20kg 이상을 감량했지만, 면역력이 급격하게 떨어져 대상포진에 걸린 사례도 있다. 대상포진은 몸에 공생하고 있던 바이러스가 면역력이 떨어지길 기다리다가 약해지는 순간 공격을 시작함으로써 감염되는 것이다. 대상포진에 걸리면 붉은 물집이 띠 모양으로 잡힌 후 심한 가려움과 통증을 유발한다. 열이 나고 온몸이 쑤시는 극심한 통증을 느끼며 후유증으로 신경통이 오래 지속될 수도 있다.

대상포진뿐만 아니라 감기나 독감도 걸리기 쉬워지고 전반적인 몸의 무력감이 찾아온다. 바디프로필 촬영은 자신감의 상징이 될 수 있어서 그 자체가 가지는 동기는 나쁘지 않다. 하지만 그 과정과 이를 둘러싼 문화는 건강에 해로울 수 있다. 누구나 원하는 대로 자유롭게 바디프로필을 찍을 수 있지만, 이것을 과도하게 부추기는 것도 좋지 않다. 그리고 지속할 수 없는 다이어트이며, 유행에 지나지 않는다는 것을 알아야 한다.

: 간헐적 단식

보통 우리가 식단을 통한 다이어트를 한다고 하면 탄수화물은 줄이고 닭가슴살과 같은 단백질과 채소를 늘리는 것을 떠올린다. 이것은 먹는 음식 종류를 바꾸는 다이어트다. 하지만 간헐적 단식은 음식 먹는 시간을 바꾸는 것에 초점이 맞추어져 있다. 간헐적 단식은 규칙적인 일정을 정하고 단식과 식사를 번갈아 하며 하는데, 특정 시간에만 음식을 섭취하도록 한다.

간헐적 단식의 방법의 하나인 격일 단식은 칼로리를 낮춘 저칼로리 식단만큼 체중 감량에 효과적이라는 연구 결과가 있을 정도다. 현대인은 고대인보다 풍족하게 먹고 덜 움직인다. 사실 인류가 농경 사회에 진입해서 풍족한 식량을 확보한 지는 대략 1만 년 정도밖에 되지 않았다.

게다가 이렇게 영양 과다로 인한 성인병이 문제가 불거진 지는 불과 몇십 년도 채 되지 않았다. 인류가 농사를 짓기 전에는 수렵과 채집을 통한 영양 공급에 의존했기 때문에 인류는 며칠 이상을 음식 없이 지내도 멀쩡히 생존과 번식을 할 수 있도록 진화할 수밖에 없었다. 이렇게 우리의 유전자에 뿌리 깊이 자리 잡은 '배고픔 유전자'를 활성화하는 것이 바로 간헐적 단식이라고 할 수 있다.

간헐적 단식의 원리

간헐적 단식은 우리의 유전자에 뿌리 깊게 자리 잡은 '배고픔 유전자'를 일깨우는 것이 중요하다. 배고픔 유전자는 현대인의 일반적인 생활 습관으로는 쉽게 일깨울 수가 없다. 앉아서 근무하는 일이 많고 인터넷, TV, SNS의 발달로 활동량이 턱없이 부족하고 항상 영양 과잉 상태에 머무르기 일쑤다.

그렇다면 배고픔 유전자를 일깨우는 원리는 무엇인가? 우리 몸은 몇 시간 이상 음식을 먹지 않으면 처음에는 저장된 탄수화물을 에너지원으로 쓴다. 그러다가 탄수화물을 다 소진하고 나면 저장된 지방을 에너지원으로 쓰기 시작한다. 이렇게 주 에너지원이 탄수화물에서 지방으로 바뀌는 것을 '신진대사의 전환'이라고 부른다. 우리가 하루 세 끼 모두 식사하고 간식까지 먹으면 절대로 저장된 지방을 주 에너지원으로 쓰는 단계에 도달할 수가 없다. 그저 먹은 음식에서 나온 에너지만 주구장창 소모할 뿐이다.

따라서 저장된 지방을 에너지원으로 꺼내 쓰도록 촉진하는 것이 간헐적 단식의 핵심이다. 마지막 식사를 통해 얻은 에너지를 소모하고 나면 비로소 저장된 지방을 에너지원으로 쓰기 위해서 앞에서 언급했던 '배고픔 유전자'가 활성화된다. 배고픔 유전자는 에너지 사이클을 '탄수화물(포도당) 기반'에서 '지방(케톤) 기반'으로 전환하는 역할을 담당한다.

이때 가장 중요한 핵심 호르몬이 바로 인슐린이다. 인슐린은 혈액 중의 당분을 세포 내로 들어가게 해서 혈당을 낮추는 작용을 한다. 또한 남는 탄수화물을 지방으로 전환해서 저장하는 역할도 한다. 인슐린은 우리가 음식을 먹으면 많이 분비되기 시작한다. 하지만 인슐린이 많이 분비되는 동안에는 지방의 저장이 늘어날 뿐 지방의 소모는 일어나지 못하는 상태가 된다.

그래서 인슐린의 분비를 낮추는 것이 간헐적 단식의 핵심이라고도 할 수 있다. 단식을 시작하고 12시간에서 24시간 사이에 인슐린 농도가 급격하게 감소한다. 다음 그래프를 보면 확연히 볼 수 있다. 단식을 시작한 후 12시간이 지나면 주 에너지원이 탄수화물에서 지방으로 바

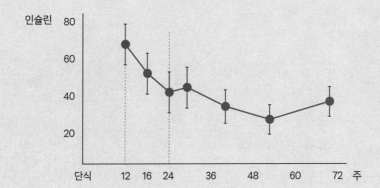

단식 후 시간별 인슐린 변화

뀌기 시작하고 이후 12시간에서 24시간까지는 지방의 소모가 점점 늘어나게 된다.

단식을 시작하고 12시간 후부터 24시간 후 까지가 바로 간헐적 단식의 황금 시간대다. 이 시간대에 지방의 소모가 가장 많이 일어나며, 단식 상태가 길게 유지될수록 지방을 소모하는 시간이 길게 유지된다. 그 덕에 체지방이 더욱 줄어들고 체중 감량이 많이 된다.

간헐적 단식의 방법
간헐적 단식의 방법에 대해서 알아보자.

❶ 격일 금식
격일 금식은 하루는 정상적인 식사를 하고, 다음 날에는 완벽히 단식하거나 500kcal 미만으로만 음식을 아주 조금 섭취한다. 그런데 다음 날 식욕을 참기가 너무 어려울 수 있기 때문에 난이도가 높은 방법이다.

❷ 1일 1식
'23:1 단식'이라고도 불리는데, 23시간에 가까운 시간 동안 즉 종일 공복 상태를 유지하고, 하루에 한 끼만 먹는 방법이다. 하루 한 끼를 언제 먹을지는 아침, 점심, 저녁 중에서 선택한다.

아침에만 한 번 먹는 방식은 꾸준히 실시한다면 효과가 매우 크다. 왜냐하면 아침에 섭취한 칼로리를 일과 중에 자연스럽게 소모할 수 있기 때문이다. 하지만 점심을 지나 저녁으로 갈수록 허기가 강하게 들며 밤에 잠을 잘 때는 허기 때문에 잠을 이루기 힘들 수도 있어서 난이도가 높다. 그리고 바쁜 현대인은 아침 식사를 제대로 하지 않는 경우가 많아서 더 힘들다.

점심에만 한 번 먹는 방식도 오후에 활동을 통해 자연스럽게 칼로리를 소모할 수 있다는 장점이 있다. 그리고 학교나 직장을 다닌다면 보통 점심은 필수적으로 챙겨 먹기 때문에 실행하기도 편하다. 다만 아침에만 한 번 먹기와 마찬가지로 늦은 밤에 허기를 많이 느낄 수도 있다.

저녁에만 한 번 먹는 방식은 실제로 간헐적 단식이 퍼진 초기에 제일 많이 권장되었다. 바로 1일 1식의 가장 큰 장애물로 여겨지는 '밤의 허기'를 경험하지 않아도 되기 때문이다. 또한 저녁에 밥을 먹었으니 다음 날 아침에 활동을 할 수 있는 에너지가 어느 정도 남아 있기도 하다.

다만 저녁에만 한 번 먹는 방식에서는 저녁에 탄수화물 섭취를 너무 많이 하지 않도록 주의해야 한다. 저녁 시간에는 식사에 대한 인슐린의 반응이 높아진다. 그래서 같은 양을 먹어도 인슐린이 더 많이 분비되어서 탄수화물이 지방으로 저장되는 것을 늘리기 때문이다.

그리고 저녁에는 종일 활동하면서 에너지를 많이 쓴 것에 대한 보상성 폭식을 하기 쉽다. 식욕 절제가 힘든 사람이라면 추천하기 힘든 방식이다. 1일 1식의 경우에는 출장이 잦거나 교대 근무를 하는 바쁜 사람들에게 특히 유용할 수 있다. 말 그대로 밥 먹는 시간조차 아까운 사람들에게 말이다.

❸ 1일 2식

'16:8 단식'이라고도 불린다. 1일 1식보다 여유 있는 방법이다. 가장 실행하기 쉬우므로 일반적이고 대중적인 방식이기도 하다. 16시간 동안만 공복 상태를 유지하는 것이다. 잘 와 닿지 않는다면 이렇게 바꾸어 설명하겠다. 하루 세 끼 중 두 끼를 먹는데 아침과 점심만 먹기 또는 점심과 저녁만 먹기다. 이렇게 하면 약 16시간 동안 공복 상태가 유지된다.

'16시간 공복'이 중요한 이유는 앞서 설명한 단식 후 12시간부터 24시간까지라는 황금 시간대를 이용하기 위함이다. 이 시간대에 인슐린 농도가 급격하게 감소하며 지방의 소모가 가장 많이 일어나기 때문이다.

특히 단식 후 16시간에 도달하면 지방이 더욱 빠르게 소모된다. 다만 아무리 실천하기에 좋은 방법이라고 해도 16시간 동안만은 완전히 공복 상태여야 한다는 것이다. 중간에 간식을 먹는 것도 안 된다. 이것조차 힘들다면 그냥 점심만 거르고 아침, 저녁만 먹도록 하자. 그래도 세 끼 다 먹는 것보단 도움이 된다.

간헐적 단식의 유의할 점

간헐적 단식을 할 때 유의할 점을 알아보자.

❶ 공복 시간은 너무 길지 않게 한다

공복 시간은 24시간을 넘기지 않는 것이 좋다. 공복 시간이 길어 자칫 무리하면 오히려 독이 된다. 우리 몸은 공복 시간이 24시간을 넘기면 말 그대로 기아 상태에 돌입한다. 여러 번 이야기했던 긴축 재정 상황이다. 이는 더욱 큰 굶주림에 대비해서 우리 몸이 비상근무 태세에 돌입하는 것이다. 기초 대사량을 확 떨어뜨리고 에너지를 비축하기 시작한다. 오히려 지방을 더 많이 늘려 버리는 것이다. 기초 대사량이 떨어지면 같은 양을 먹어도 더 살이 찌기 때문에 나중에 요요 현상이 오기 쉽다. 그리고 공복 시간이 길면 어지러움, 두통, 무기력이 나타날 수 있다.

❷ 단백질과 수분을 충분히 섭취한다

간헐적 단식은 무엇을 먹는가 보다는 언제 먹느냐에 초점을 맞춘 방식이다. 하지만 '어떤 것을 먹는가'에 신경을 쓰고 싶다면 단백질과 수분의 섭취에 주목해 보자. 공복 시간이 너무 길면 근육 손실이 일어날 수 있다. 왜냐하면 우리 몸에서 근육의 단백질을 에너지원으로 바꾸어서 사용하려고 하기 때문이다. 그래서 식사할 때 육류, 달걀, 해산물과 같은 좋은 단백질 급원을 많이 섭취하여 근육의 손실을 막으면 좋다.

또한 공복 시간 동안에는 음식은 먹을 수 없는 대신 칼로리가 없는 물이나 차 종류는 마셔도 좋다. 공복감을 일부 해소해 주는데, 말 그대로 물배를 채우는 느낌으로 받아들이면 된다. 수분 공급은 탈수 예방에도 도움이 되고 노폐물 배출에도 좋다. 커피를 마시고 싶다면 설탕이 들어가지 않은 것으로 마시자.

다음과 같은 사람은 간헐적 단식을 피하는 것이 좋다.

- 18세 미만의 어린이나 청소년 : 충분한 영양 섭취가 필요하기 때문

- 임신 중이거나 모유 수유 중인 여성 : 충분한 영양 섭취가 필요하기 때문

- 인슐린 주사를 맞고 있는 당뇨병 환자 : 저혈당 쇼크의 위험이 있기 때문

- 거식증이나 폭식증을 겪었던 사람 : 식단 조절에 실패할 가능성이 크기 때문

- 만성 스트레스를 받는 사람, 만성 피로를 겪는 사람, 저체중인 사람, 위장 질환이 있는 사람 등

: 근육통 있을 때 운동해도 괜찮을까

근육통이 있을 때 운동해도 괜찮을까? 결론부터 말하면 좋지 않다. 근육통이 있는 상태에서 운동하면 안 되는 이유를 알기 위해서는 근육의 성장 원리를 알아야 한다. 근육은 반복적인 근력 운동으로 점진적인 과부하를 받으면 성장한다. 이때 근육 섬유가 미세한 손상을 입어 근육이 찢어져 있는 상태인데, 이 섬유가 찢어졌다가 회복하는 과정에서 이전보다 더 강한 힘을 낼 수 있도록 근육이 성장하는 것이다. 이렇게 근력 운동의 기본인 점진적 과부하를 몸에 주면 근육통이 발생한다.

보통 하루 이틀 자고 일어나면 통증이 생기고 1주일 이내에 근육통

은 사라진다. 하지만 많은 운동인은 이때를 참지 못하고 운동으로 근육통을 풀어 보려고 하다가 오히려 심한 부상을 입을 수 있다. 스트레칭이나 가벼운 운동으로는 혈액 순환을 촉진하여 빠른 회복을 돕지만, 높은 강도의 운동은 좋지 않다. 왜냐하면 근육통이 있는 상태라면 현재 해당 부위의 근육이 일부 손상된 상태이기 때문에 해당 부위의 염증이 심해지거나 근육통으로 인해 제대로 가동하지 않는 근육을 사용하려다가 동작을 잘못 수행하여 애꿎은 관절이 다치는 경우가 종종 생기기 때문이다.

그래서 근육통이 생겼을 때는 해당 근육이 아닌 다른 근육을 사용하는 분할 운동을 하게 된다. 보통 2분할과 3분할 방법을 사용한다. 상체와 하체로 나누어 상체에 근육통이 생겼을 때는 하체 운동을 하면서 상체는 휴식을 가지는 2분할 운동 방법이 있다. 또한 3분할 운동 방법은 가슴, 등, 하체로 대근육을 나누어 한 부위가 근육통이 있을 때 다른 부위의 운동을 수행하여 근육통이 있는 상태의 근육은 제한하는 방법이다. 이러한 분할 운동을 통해 효율적으로 근력 운동을 시도하면 좋다.

: 부상에 대처하는 방법

운동하면서 가장 많이 다치는 부위는 어디일까? 바로 관절 부위이다. 통계에 의하면 무릎, 어깨, 발목, 손목 순서로 많이 다치는 것으로 알려져 있다. 이렇게 관절 부위가 운동 중에 쉽게 손상되는 이유는 간

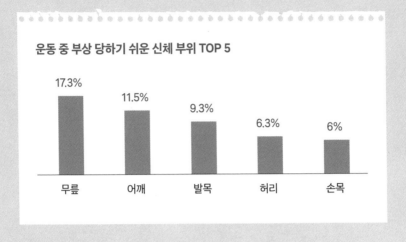

運動 중 부상 당하기 쉬운 신체 부위 TOP 5

부위	비율
무릎	17.3%
어깨	11.5%
발목	9.3%
허리	6.3%
손목	6%

단하다. 운동 중 움직임을 관장하는 주된 근육과 그의 협응근들이 제대로 작동하여 관절로 이어지는 충격을 막아야 하는데 그렇지 못해 부상이 발생한다.

부상 예방법은 본 운동에 들어가기 전에 충분한 준비 운동을 해 주는 것으로 충분하다. 가볍게 운동을 시작하여 본 운동에 들어가면 된다. 중요하게 짚을 것은 예기치 못한 부상을 입었을 때 빠르게 회복하는 것이 중요하다. 부상 기간이 길어질수록 다이어트에 실패할 가능성이 높아지기 때문이다.

❶ 부기 제거

다치자마자 해야 할 것은 빠른 시일 내로 얼음을 가져다 대는 것이다. 부상이 생기면 관절을 이루고 있는 인대나 힘줄에 염증이 생기거나 심하면 출혈이 생기면서 퉁퉁 붓게 된다. 이때 부기 제거를 위해 10~20

분 정도의 냉찜질을 하루에 3~4번 해 주면 된다.

❷ 혈액 순환

어느 정도 부기 제거가 되었다면 그 이후 냉찜질을 하는 건 혈액 순환에 오히려 방해될 수 있다. 이때부터는 온찜질을 해 주거나 마사지, 가벼운 활동을 통한 혈액 순환이 잘 될 수 있도록 한다. 특히 가장 효과적인 것은 잘 때만큼이라도 다리를 높게 두고 자는 것이다. 혈액은 심장에서부터 뿜어져 나와 중력에 의해 하체로 흐르고 다시 심장으로 돌아온다. 우리가 깨어 있는 시간에는 걸어 다니면서 종아리 근육이 활성화되면서 하체로 내려온 혈액을 심장으로 올려 주는 펌프작용으로 혈액 순환을 돕는다.

하지만 수면 중에는 종아리 근육도 비활성화되기 때문에 혈액 순환이 둔화하여 염증 제거에 시간이 오래 걸릴지도 모른다. 이럴 땐 다리를 심장보다 살짝 높게 두고 잠을 청하면 된다. 그럼 중력에 의해 혈액 순환이 되면서 부기 제거에 도움을 준다. 그 이외에도 폼롤러나 압박 스타킹, 종아리 양말 등을 사용하는 것도 혈액 순환에 도움을 준다.

❸ 염증 제거

급하게 염증을 제거하기 위해서는 약국에서 파스와 진통 소염제를 갖추는 것이 좋다. 다만 파스는 잘 골라야 하는데, 온라인에서 판매하는 모든 파스는 일반의약품이 아니라 의약외품이기 때문에 소염 효과가 없는 파스가 대부분이다. 그저 멘톨 성분으로 시원한 느낌을 주는 것뿐이다. 이마저도 더 많은 활동을 도모하기 때문에 효과가 좋지만 빠른 회복을 위해서는 진통 소염 기능이 있는 파스를 권한다. 약 형태도 좋고 스프레이, 젤, 패치 형태 등 어떤 것을 선택해도 좋다. 다만 소염 파스나 소염제 모두 일시적으로 사용해야 하며 만성적으로 사용하면 이것 또한 문제가 된다.

❹ 만성 통증

혹시나 만성 통증으로 이어졌다면 평소 자세불량의 가능성이 매우 크다. 이때는 차라리 부기 제거, 혈액 순환, 염증 제거보다는 평소 자세와 체형을 교정하는 편이 빠른 길이다. 가까운 물리치료센터를 방문하고 필라테스, 요가 등의 수업을 수강하여 바른 자세를 유지할 수 있는 환경을 만들고 그것을 유지하는 것이 중요하다.

: 내장 지방 제거하는 6가지

하버드 의학저널에서 소개한 뱃살을 빼는 6가지 방법을 소개하고자 한다. 우선 알아 두어야 할 것은 뱃살이 어떻게 생겼는지 알아야 한다. 뱃살은 피하 지방과 내장 지방으로 이뤄져 있다. 우리가 일반적인 뱃살이라고 부르는 피부에서 가까운 부분이 피하 지방이다. 그리고 복부의 피하 지방에서 조금 더 안쪽에 장기와 함께 이뤄져 있는 부분이 내장 지방이다. 뱃살의 종류를 굳이 나누는 이유는 이 둘은 기능적으로 쓰임이 다르기 때문이다.

보통 다이어트를 할 때는 뱃살이나 허벅지 옆구리에 붙어 있는 피하 지방을 빼려고 하는데, 피하 지방은 체내 에너지가 떨어졌을 때 비상 에너지로 사용하기 위해 축적한 것이기 때문에 놀랍게도 내장 지방보다는 비교적 유익한 역할을 한다. 피하 지방을 빼는 방법은 6개월 이상 꾸준한 식이요법과 함께 운동하는 것 외에는 방법이 없다.

만약 외과적인 시술을 통해 지방을 제거한다 해도 습관에 의해 형성된 것이기 때문에 다시 피하 지방은 차오를 것이다. 습관에 의해 꾸준히 지방이 쌓이면 피하 지방형 비만 쪽에 가깝다고 정의할 수 있다.

반면 내장 지방이 많은 사람은 심혈관 질환, 대사증후군, 당뇨병을 비롯해 온갖 위험 질환과 사망률을 높인다는 연구 결과가 속속들이 드러나고 있다. 이러한 이유로 하버드대학에서는 피하 지방에 관한 이야기보다 내장 지방을 없애는 방법에 대해 집중적으로 조명하고 있다.

내장 지방은 비교적 단기간에 이뤄진 폭식이나 달달한 음식 섭취, 음주 등으로 식습관이 무너진 내장 지방형 비만 쪽에 가깝다. 내장 지방형 비만은 피하 지방형 비만에 비해 비교적 짧은 시간 내에 뱃살의 둘레를 제거할 수 있다.

물론 비만인은 피하 지방과 내장 지방 둘 모두에 해당하는 경우가 많아서 따로 구분할 필요는 없으나 오랜 시간 생활 습관이 안 좋은 상태로 지방을 쌓아 온 피하 지방형 비만인지, 급성 내장 지방형 비만인지 알고 있는 것만으로도 뱃살을 뺄 때 들어가는 시간이 얼마나 소요될 것인지 예측할 수 있다. 내장 지방을 제거하는 방법은 다음과 같다.

❶ '계속' 움직여라

유산소나 근력 운동을 하면 당연히 좋겠지만 좀 다른 이야기다. 우리가 식사하고 나면 자연스럽게 혈당이 오른다. 이때 가벼운 산책을 10분이라도 해 주면 밥을 먹고 가만히 누워 있을 때보다 비교적 혈당이 완만히 상승한다. 그래서 식사 직후 산책도 좋고 나아가 일상에서 가벼운 활동의 범위와 양을 늘려 계속해서 움직이면 내장 지방 제거에 효과적이다. 예를 들면 평소에 집안일을 지속하거나 전화할 때 서서 전화하는 습관을 갖고, 하다못해 다리를 떨어서라도 몸을 움직여서 지방 연소를 늘리는 게 좋다.

❷ 제대로 먹어라

하버드에서는 과당에 대해서 집중적으로 이야기한다. 과당은 대부분 간에서 처리되는데 너무 많이 섭취하면 지방 합성과 콜레스테롤 수치를 증가시키고 고지혈증과 지방간을 유발하기 때문이다. 지방간은 혈관 안에 지방이 끼는 것이다. 여기에 술 좋아하는 사람들이 '술배 나왔다'라고 하는 이유가 나온다. 술도 간에서 처리하고 과당도 간에서 처리한다. 술로 인해 간이 손상된 상태가 심하다면, 지방간이 생길 수도 있다. 지방간은 간에 지방이 쌓이거나 염증이 생겨 통통 부은 것이다. 이렇게 제 기능을 못 하는 간은 앞서 얘기한 대로 지방 합성과 콜레스테롤 수치를 증가시킨다. 이 상태에서 폭식한다면 체지방 합성이 폭발한다.

❸ 담배 피우지 말라

담배도 피우지 말라고 한다. 담배를 많이 피울수록 엉덩이와 허벅지보다 복부에 지방이 축적될 가능성이 커지기 때문이다. 사람뿐만 아니라 연어, 돼지, 소 등의 동물들도 뱃살에 지방층이 많다. 배는 효과적으로 장기를 보호하고 지방을 저장했다가 긴급한 에너지 고갈시 에너지를 가져올 수 있는 요충지이기 때문이다.

❹ 잠을 잘 자라

다이어트에 있어서 만큼은 잠은 5시간에서 8시간 사이로 자야 한다. 5년간의 연구 끝에 2, 30대의 젊은 성인들은 5시간 이하로 자거나 8시간을 초과하여 잠을 잘 때 내장 지방이 더 많이 쌓였다고 한다. 추천하는 건 8시간 이상 잠을 자서 좋은 컨디션으로 하루를 시작하는 것을 추천한다. 하지만 잠을 많이 자면 활동 시간이 줄어들어 에너지를 효율적으로 소모할 수 있는 시간이 줄어든다. 8시간에 가까운 충분한 수면 시간을 확보하는 것이 중요하다.

❺ 기분을 잘 다뤄라

다양한 연령대의 사람 중 우울 증세가 있는 중년 여성에게서 내장 지방이 더 많은 경향을 확인할 수 있었다. 신기하게도 이러한 중년 여성들 사이에서는 내장 지방은 많이 쌓였지만, 피하 지방은 특별히 많지 않았다는 사실이다. 이러한 사실은 중년의 여성에게 내장 지방 축적을 막는 여성 호르몬인 에스트로겐이 적게 분비되지만, 감정 변화로 인한 호르몬인 코르티솔이 분비되면서 내장 지방의 축적이 가속화되는 것으로 보인다. 스트레스나 잦은 감정 변화는 폭식이나 식습관의 변형 등 안 좋은 결과로 이어질 수 있기 때문에 주의해야 한다.

❻ 빠른 다이어트는 잊어라

하버드에서는 지방 흡입은 하지 말라고 이야기한다. 피하 지방을 급하게 제거하는 방법은 없다. 특히 피하 지방에서는 식욕을 억제하는 렙틴 호르몬이 분비되는데 지방 흡입을 하면 인위적으로 호르몬 분비체를 잘라 버리는 꼴이다. 이러한 이유로 지방 제거 수술을 하게 되면 식욕을 억제하기가 더 힘들어지고 그에 따라 식사량은 계속 늘면서 혈당 조절이 어려워진다. 결과적으로는 지방 제거를 하는 일이 내장 지방과 피하 지방을 더 키우는 꼴이 될 수 있다.

: 물만 먹어도 살찌는 이유

왜 물만 먹어도 살이 찌는 것 같을까? 사실 물은 많이 먹을수록 살이 빠진다. 실제로 수분 섭취를 게을리하면 혈액이 찐득찐득해지면서 식욕이 늘어난다. 수분을 섭취해야 한다는 욕구가 음식을 먹어야 된다는 생각으로 번지는 것이다. 그래서 하루에 물은 일반인이라면 1.5L 정도를 섭취하고 활동량이 많은 사람은 2~3L까지 충분히 마셔야 한다.

하지만 실제로 살이 쪘다고 느끼는 사람들이 있다. 체질과 질병 유무에 따라 다르지만, 일시적으로 소변으로 배출되는 수분량이 줄어들면서 배출되어야 할 수분이 체내 근육에 붙는 사람들이 있다. 이런 사람들은 수분 섭취가 많을수록 부기가 더 많아지게 된다. 부기가 생기는 것만큼 체중은 늘어난다.

물 1L가 배출되지 않았다면 1kg이 늘어나는데 수분 때문에 최대 5kg까지 체중이 증가할 수 있다. 이렇게까지 붓는다면 겉으로 볼 때도 부은 것과 살이 찐 것의 차이를 분간하기 어렵기 때문에 살이 쪘다는 생각이 들 수 있다.

하지만 일시적인 현상일 뿐 대사 문제를 해결하고 과도한 염분 섭취를 조심하면 언젠간 소변으로 배출될 것이다. 수분 때문에 체중이 늘어난 것이지 체지방이 늘어난 것이 아니기 때문이다. 그러니 큰 걱정은 하지 말고 수분 섭취는 충분히 하는 것이 좋다.

: 소금을 먹으면 살이 찔까

소금을 먹으면 살이 찔까? 부기는 늘지만 살이 찌지는 않는다. 만약 염분에 의해 살이 쪄서 체지방이 올라온다면 획기적인 일이다. 지방이 생성된다는 것은 에너지가 보충된다는 뜻이다. 만약 그렇다면 굶고 있는 아프리카와 같은 빈국에 소금만으로 충분한 에너지 보충이 되어 많은 빈곤층이 굶주려 죽어가는 일은 없을 것이기 때문이다. 또한 소금으로 살이 찐다면 바닷물만 먹어도 생존할 수 있었을 것이다. 이렇게 된다면 전 세계 사람들은 바다를 갖기 위해 전쟁을 해야 했을 것이다.

소금은 신체로 들어와 삼투압에 의해 수분을 체내에 머금게 되면서 체중을 늘리는 역할을 한다. 하지만 오히려 적절한 소금 섭취는 다이어트에 도움이 된다. 염분 자체만으로는 체지방을 늘리지 않기 때문이다.

다이어트는 장기간 해야 하는 싸움이다. 매일 본인의 총 대사량에서 -500kcal를 정하여 조금씩 본인의 체지방을 줄여 나가는 것을 목표로 해야 한다. 10kg를 빼려고 한다면 적어도 3개월 이상 걸릴 것이라 예상할 수 있어야 한다. 우리는 3개월은커녕 1주일도 소금 없이 살아갈 수 없다.

만약 염분 섭취를 제한하는 식단을 유지하다가 특별한 사정으로 외식이라도 하는 날이면 문제가 생긴다. 도파민이 급격하게 돌고 렙틴 호르몬은 낮아지며 그렐린은 높아지고 식욕이 폭발하기 때문이다. 적절하게 염분을 섭취해야 오래도록 클린한 음식을 먹으면서 본인을 제어할 수 있다. 고혈압이나 신장 문제와 같이 저염식이 필요한 경우를 제외하고는 소금을 이용해서 맛있는 식사를 해 나가길 추천한다.

: 살찌는 모든 이유

❶ 잦은 섭취와 과식

너무 많이 먹는 것은 칼로리 과잉을 유발하여 동화 호르몬을 촉진해 체지방 합성과 체중 증가로 이어질 수 있다.

❷ 정체 탄수화물 과다 섭취

설탕, 액상 과당, 밀가루와 같은 정체 탄수화물 과다 섭취는 혈당 스파이크를 일으켜 인슐린을 급격하게 생성시키기 때문에 혈당 수치를 불안정하게 만든다. 이는 인슐린 저항성을 유발해 체중 조절을 어렵게 한다.

❸ 스트레스 과잉

스트레스는 신진대사를 저하하고 스트레스 호르몬인 코르티솔을 분비하는데, 이는 체지방 분해를 방해하여 체지방 축적을 일으키고 다이어트를 어렵게 만든다.

❹ 수면 부족

잠이 부족하면 식욕 억제 호르몬인 렙틴의 분비가 감소하여 포만감을 줄이고 식욕을 증가시킨다.

❺ 근육량, 운동 부족

근육과 운동량이 부족하면 에너지의 효율적인 관리가 어렵고 체지방이 쌓이게 되어 체중 증가를 유발한다.

❻ 잘못된 다이어트와 장기 단식

잘못된 다이어트와 장기 단식은 체내에서 필요한 영양소를 제때 공급하지 못하게 만들어 근 손실과 함께 건강을 해칠 수 있다.

❼ 간 문제

간에서는 다양한 대사 활동이 일어나는데 간에 한번 문제가 생기면 잘 복구가 되지 않을뿐더러 간에 지방이 쌓이면서 지방간 문제를 유발할 수 있다.

❽ 장 건강 이상

특정 장내 미생물은 음식물을 더 잘게 자르고 흡수하여 같은 양을 먹어도 더 많은 칼로리를 더한다.

❾ 혈당 과잉 노출

혈당 수치가 급격한 등락을 겪는다거나 지속해서 높으면 인슐린 저항성과 관련된 문제가 발생할 수 있다.

❿ 인슐린 과잉 노출

혈당이 급격하게 높아졌을 때 분비되는 인슐린의 과다 분비는 동화 호르몬을 촉진하기 때문에 체내의 지방 저장을 촉진할 수 있다.

⓫ 염증 과잉

지속적인 염증 반응은 체지방 분해에 영향을 주고 다이어트에 방해가 된다.

⓬ 식욕과 포만감 이상

식욕 호르몬인 그렐린의 분비가 높아지면 식욕을 참을 수 없게 되고, 식욕 억제 호르몬인 렙틴의 분비가 낮아지면 포만감을 느끼지 못하여 과식으로 이어질 수 있다.

⑬ 신진대사

다이어트를 할수록 체내 대사량이 저하된다. 신진대사가 떨어지면 활발히 활동 하더라도 다이어트 정체기를 겪거나 쉽사리 살이 빠지지 않는 몸이 된다.

• p.19 Gao R, Tao Y, Zhou C, et al. Exercise therapy in patients with constipation: a systematic review and meta-analysis of randomized controlled trials. Scand J Gastroenterol. 2019;54(2):169-177. doi:10.1080/0036552 1.2019.1568544

• p.20 Schey R, Dickman R, Parthasarathy S, et al. Sleep deprivation is hyperalgesic in patients with gastroesophageal reflux disease. Gastroenterology. 2007;133(6):1787-1795. doi:10.1053/j.gastro.2007.09.039

• p.28 Wasserman DH. Four grams of glucose. Am J Physiol Endocrinol Metab. 2009;296(1):E11-E21. doi:10.1152/ajpendo.90563.2008

• p.35 Saito Y, Kajiyama S, Nitta A, et al. Eating Fast Has a Significant Impact on Glycemic Excursion in Healthy Women: Randomized Controlled Cross-Over Trial. Nutrients. 2020;12(9):2767. Published 2020 Sep 10. doi:10.3390/nu12092767

• p.36 Shukla AP, Andono J, Touhamy SH, et al. Carbohydrate-last meal pattern lowers postprandial glucose and insulin excursions in type 2 diabetes. BMJ Open Diabetes Res Care. 2017;5(1):e000440. Published 2017 Sep 14. doi:10.1136/bmjdrc-2017-000440

• p.37 DiPietro L, Gribok A, Stevens MS, Hamm LF, Rumpler W. Three 15-min bouts of moderate postmeal walking significantly improves 24-h glycemic control in older people at risk for impaired glucose tolerance. Diabetes Care. 2013;36(10):3262-3268. doi:10.2337/dc13-0084

• p.38 Shukla AP, Andono J, Touhamy SH, et al. Carbohydrate-last meal pattern lowers postprandial glucose and insulin excursions in type 2 diabetes. BMJ Open Diabetes Res Care. 2017;5(1):e000440. Published 2017 Sep 14. doi:10.1136/bmjdrc-2017-000440

• p.42 Xu K, Sun Q, Shi Z, et al. A Dose-Response Meta-Analysis of Dietary Fiber Intake and Breast Cancer Risk. Asia Pac J Public Health. 2022;34(4):331-337. doi:10.1177/10105395211072997

• p. 42 Xu X, Zhang J, Zhang Y, Qi H, Wang P. Associations between dietary fiber intake and mortality from all causes, cardiovascular disease and cancer: a prospective study. J Transl Med. 2022;20(1):344. Published 2022 Aug 2. doi:10.1186/s12967-022-03558-6

• p.60 Jensen J, Rustad PI, Kolnes AJ, Lai YC. The role of skeletal muscle glycogen breakdown for regulation of insulin sensitivity by exercise. Front Physiol. 2011;2:112. Published 2011 Dec 30. doi:10.3389/fphys.2011.00112

• p.60 Fernández-Elías VE, Ortega JF, Nelson RK, Mora-Rodriguez R. Relationship between muscle water and glycogen recovery after prolonged exercise in the heat in humans. Eur J Appl Physiol. 2015;115(9):1919-1926. doi:10.1007/s00421-015-3175-z

• p.62 Whittaker J, Harris M. Low-carbohydrate diets and men's cortisol and testosterone: Systematic review and meta-analysis [published correction appears in Nutr Health. 2022 Dec;28(4):783]. Nutr Health. 2022;28(4):543-554. doi:10.1177/02601060221083079

• p.67 Vasdev S, Stuckless J. Antihypertensive effects of dietary protein and its mechanism. Int J Angiol. 2010;19(1):e7-e20. doi:10.1055/s-0031-1278362

• p.67 Taha M, AlNaam YA, Al Maqati T, et al. Impact of muscle mass on blood glucose level. J Basic Clin Physiol Pharmacol. 2021;33(6):779-787. Published 2021 Dec 3. doi:10.1515/jbcpp-2021-0316

• p.67 Shou, J., Chen, PJ. & Xiao, WH. Mechanism of increased risk of insulin resistance in aging skeletal muscle. Diabetol Metab Syndr 12, 14(2020). https://doi.org/10.1186/s13098-020-0523-x

• p.67 Jaripur M, Ghasemi-Tehrani H, Askari G, Gholizadeh-Moghaddam M, Clark CCT, Rouhani MH. The effects of magnesium supplementation on abnormal uterine bleeding, alopecia, quality of life, and acne in women with polycystic ovary syndrome: a randomized clinical trial. Reprod Biol Endocrinol. 2022;20(1):110. Published 2022 Aug 2. doi:10.1186/s12958-022-00982-7

• p.67 Moon J, Koh G. Clinical Evidence and Mechanisms of High-Protein Diet-Induced Weight Loss. J Obes Metab Syndr. 2020;29(3):166-173. doi:10.7570/jomes20028

• p.70 Lamberg-Allardt C., Bärebring L., Arnesen E.K., Nwaru B.I., Thorisdottir B., Ramel A., Söderlund F., Dierkes J. and Åkesson A. 2023. Animal versus plant-based protein and risk of cardiovascular disease and type 2 diabetes: a systematic review of randomized controlled trials and prospective cohort studies. Food & Nutrition Research. 67,(Mar. 2023). DOI:https://doi.org/10.29219/fnr.v67.9003.

• p.74 Morton RW, Murphy KT, McKellar SR, et al. A systematic review, meta-analysis and meta-regression of the effect of protein supplementation on resistance training-induced gains in muscle mass and strength in healthy adults [published correction appears in Br J Sports Med. 2020 Oct;54(19):e7]. Br J Sports Med. 2018;52(6):376-384. doi:10.1136/bjsports-2017-097608

• p.75 Morton RW, Murphy KT, McKellar SR, et al. A systematic review, meta-analysis and meta-regression of the effect of protein supplementation on resistance training-induced gains in muscle mass and strength in healthy adults [published correction appears in Br J Sports Med. 2020 Oct;54(19):e7]. Br J Sports Med. 2018;52(6):376-384. doi:10.1136/bjsports-2017-097608

• p.78 Bauer J, Biolo G, Cederholm T, et al. Evidence-based recommendations for optimal dietary protein intake in older people: a position paper from the PROT-AGE Study Group. J Am Med Dir Assoc. 2013;14(8):542-559. doi:10.1016/j.jamda.2013.05.021

• p.78 Traylor DA, Gorissen SHM, Phillips SM. Perspective: Protein Requirements and Optimal Intakes in Aging: Are We Ready to Recommend More Than the Recommended Daily Allowance?. Adv Nutr. 2018;9(3):171-182. doi:10.1093/advances/nmy003

• p.79 Longland TM, Oikawa SY, Mitchell CJ, Devries MC, Phillips SM. Higher compared with lower dietary protein during an energy deficit combined with intense exercise promotes greater lean mass gain and fat mass loss: a randomized trial. Am J Clin Nutr. 2016;103(3):738-746. doi:10.3945/ajcn.115.119339

• p.82 https://blog.naver.com/kiltie999/222185199519

• p.83 https://pubs.rsc.org/en/content/articlelanding/2016/FO/C5FO01530H

• p.84 Barzel US, Massey LK. Excess dietary protein can adversely affect bone. J Nutr. 1998;128(6):1051-1053. doi:10.1093/jn/128.6.1051

• p.86 Biernatkaluza E, Schlesinger NSAT0318 Lemon Juice Reduces Serum Uric Acid Level Via Alkalization of Urine in Gouty and Hyperuricemic Patients- A Pilot StudyAnnals of the Rheumatic Diseases 2015;74:774.

• p.88 Phillips SM. A brief review of critical processes in exercise-induced muscular hypertrophy. Sports Med. 2014;44 Suppl 1(Suppl 1):S71-S77. doi:10.1007/s40279-014-0152-3

• p.89 Areta JL, Burke LM, Ross ML, et al. Timing and distribution of protein ingestion during prolonged recovery from resistance exercise alters myofibrillar protein synthesis. J Physiol. 2013;591(9):2319-2331. doi:10.1113/jphysiol.2012.244897

• p.96 Little TJ, Horowitz M, Feinle-Bisset C. Modulation by high-fat diets of gastrointestinal function and hormones associated with the regulation of energy intake: implications for the pathophysiology of obesity. Am J Clin Nutr. 2007;86(3):531-541. doi:10.1093/ajcn/86.3.531

• p.96 Simopoulos AP. Omega-3 fatty acids in inflammation and autoimmune diseases. J Am Coll Nutr. 2002;21(6):495-505. doi:10.1080/07315724.2002.10719248

• p.97 Dighriri IM, Alsubaie AM, Hakami FM, et al. Effects of Omega-3 Polyunsaturated Fatty Acids on Brain Functions: A Systematic Review. Cureus. 2022;14(10):e30091. Published 2022 Oct 9. doi:10.7759/cureus.30091

• p.97 Guu TW, Mischoulon D, Sarris J, et al. International Society for Nutritional Psychiatry Research Practice Guidelines for Omega-3 Fatty Acids in the Treatment of Major Depressive Disorder. Psychother Psychosom. 2019;88(5):263-273. doi:10.1159/000502652

• p.99 Morton AM, Furtado JD, Mendivil CO, Sacks FM. Dietary unsaturated fat increases HDL metabolic pathways involving apoE favorable to reverse cholesterol transport. JCI Insight. 2019;4(7):e124620. Published 2019 Apr 4. doi:10.1172/jci.insight.124620

• p.99 Calder PC. Omega-3 fatty acids and inflammatory processes. Nutrients. 2010;2(3):355-374. doi:10.3390/nu2030355

• p.100 Innes JK, Calder PC. Omega-6 fatty acids and inflammation. Prostaglandins Leukot Essent Fatty Acids. 2018;132:41-48. doi:10.1016/j.plefa.2018.03.004

• p.100 Simopoulos AP. The importance of the ratio of omega-6/omega-3 essential fatty acids. Biomed Pharmacother. 2002;56(8):365-379. doi:10.1016/s0753-3322(02)00253-6

• p.100 Farag MA, Gad MZ. Omega-9 fatty acids: potential roles in inflammation and cancer management. J Genet Eng Biotechnol. 2022;20(1):48. Published 2022 Mar 16. doi:10.1186/s43141-022-00329-0

• p.101 Simopoulos AP. The importance of the ratio of omega-6/omega-3 essential fatty acids. Biomed Pharmacother. 2002;56(8):365-379. doi:10.1016/s0753-3322(02)00253-6

• p.103 Liao Y, Xie B, Zhang H, He Q, Guo L, Subramaniapillai M, Fan B, Lu C and McLntyer RS.

Efficacy of omega-3 PUFAs in depression: A meta-analysis. Transl Psychiatry 2019;9(1):190.

doi: 10.1038/s41398-019-0515-5.

• p.111 Al-Reshed F, Sindhu S, Al Madhoun A, et al. Low carbohydrate intake correlates with trends of insulin resistance and metabolic acidosis in healthy lean individuals. Front Public Health. 2023;11:1115333. Published 2023 Mar 16. doi:10.3389/fpubh.2023.1115333

• p.112 Whittaker J, Harris M. Low-carbohydrate diets and men's cortisol and testosterone: Systematic review and meta-analysis [published correction appears in Nutr Health. 2022 Dec;28(4):783]. Nutr Health. 2022;28(4):543-554. doi:10.1177/02601060221083079

• p.115 Murphy C, Koehler K. Energy deficiency impairs resistance training gains in lean mass but not strength: A meta-analysis and meta-regression. Scand J Med Sci Sports. 2022;32(1):125-137. doi:10.1111/sms.14075

• p.138 Pradhan G, Samson SL, Sun Y. Ghrelin: much more than a hunger hormone. Curr Opin Clin Nutr Metab Care. 2013;16(6):619-624. doi:10.1097/MCO.0b013e328365b9be

• p.140 Ahima RS, Antwi DA. Brain regulation of appetite and satiety. Endocrinol Metab Clin North Am. 2008;37(4):811-823. doi:10.1016/j.ecl.2008.08.005

• p.140 Spiridon IA, Ciobanu DGA, Giuşcă SE, Căruntu ID. Ghrelin and its role in gastrointestinal tract tumors(Review). Mol Med Rep. 2021;24(3):663. doi:10.3892/mmr.2021.12302

• p.141 Cummings DE, Weigle DS, Frayo RS, et al. Plasma ghrelin levels after diet-induced weight loss or gastric bypass surgery. N Engl J Med. 2002;346(21):1623-1630. doi:10.1056/NEJMoa012908

• p.141 https://www.healthline.com/nutrition/ghrelin

• p.141 Makris MC, Alexandrou A, Papatsoutsos EG, et al. Ghrelin and Obesity: Identifying Gaps and Dispelling Myths. A Reappraisal. In Vivo. 2017;31(6):1047-1050. doi:10.21873/invivo.11168

• p.141 Pulkkinen L, Ukkola O, Kolehmainen M, Uusitupa M. Ghrelin in diabetes and metabolic syndrome. Int J Pept. 2010;2010:248948. doi:10.1155/2010/248948

• p.141 Gueorguiev M, Lecoeur C, Meyre D, et al. Association studies on ghrelin and ghrelin receptor gene polymorphisms with obesity. Obesity(Silver Spring). 2009;17(4):745-754. doi:10.1038/oby.2008.589

• p.142 Salleh SN, Fairus AAH, Zahary MN, Bhaskar Raj N, Mhd Jalil AM. Unravelling the Effects of Soluble Dietary Fibre Supplementation on Energy Intake and Perceived Satiety in Healthy Adults: Evidence from Systematic Review and Meta-Analysis of Randomised-Controlled Trials. Foods. 2019;8(1):15. Published 2019 Jan 6. doi:10.3390/foods8010015

• p.144 Davies JS, Kotokorpi P, Eccles SR, et al. Ghrelin induces abdominal obesity via GHS-R-dependent lipid retention. Mol Endocrinol. 2009;23(6):914-924. doi:10.1210/me.2008-0432

• p.148 Ratliff J, Leite JO, de Ogburn R, Puglisi MJ, VanHeest J, Fernandez ML. Consuming eggs for breakfast influences plasma glucose and ghrelin, while reducing energy intake during the next 24 hours in adult men. Nutr Res. 2010;30(2):96-103. doi:10.1016/j.nutres.2010.01.002

• p.148 Foster-Schubert KE, Overduin J, Prudom CE, et al. Acyl and total ghrelin are suppressed strongly by ingested proteins, weakly by lipids, and biphasically by carbohydrates. J Clin Endocrinol Metab. 2008;93(5):1971-1979. doi:10.1210/jc.2007-2289

• p.149 Cooper CB, Neufeld EV, Dolezal BA, Martin JL. Sleep deprivation and obesity in adults: a brief narrative review. BMJ Open Sport Exerc Med. 2018;4(1):e000392. Published 2018 Oct 4. doi:10.1136/bmjsem-2018-000392

• p.149 Bouillon-Minois JB, Trousselard M, Thivel D, et al. Ghrelin as a Biomarker of Stress: A Systematic Review and Meta-Analysis. Nutrients. 2021;13(3):784. Published 2021 Feb 27. doi:10.3390/nu13030784

• p.150 Méquinion M, Langlet F, Zgheib S, et al. Ghrelin: central and peripheral implications in anorexia nervosa. Front Endocrinol(Lausanne). 2013;4:15. Published 2013 Feb 26. doi:10.3389/fendo.2013.00015

• p.151 Picó C, Sánchez J, Oliver P, Palou A. Leptin production by the stomach is up-regulated in obese(fa/fa) Zucker rats. Obes Res. 2002;10(9):932-938. doi:10.1038/oby.2002.127

• p.152 Di Spiezio A, Sandin ES, Dore R, et al. The LepR-mediated leptin transport across brain barriers controls food reward. Mol Metab. 2018;8:13-22. doi:10.1016/j.molmet.2017.12.001

• p.152 Al-Hussaniy HA, Alburghaif AH, Naji MA. Leptin hormone and its effectiveness in reproduction, metabolism, immunity, diabetes, hopes and ambitions. J Med Life. 2021;14(5):600-605. doi:10.25122/jml-2021-0153

• p.153 Al-Hussaniy HA, Alburghaif AH, Naji MA. Leptin hormone and its effectiveness in reproduction, metabolism, immunity, diabetes, hopes and ambitions. J Med Life. 2021;14(5):600-605. doi:10.25122/jml-2021-0153

• p.154 Izquierdo AG, Crujeiras AB, Casanueva FF, Carreira MC. Leptin, Obesity, and Leptin Resistance: Where Are We 25 Years Later?. Nutrients. 2019;11(11):2704. Published 2019 Nov 8. doi:10.3390/nu11112704

• p.155 Bouassida A, Zalleg D, Bouassida S, et al. Leptin, its implication in physical exercise and training: a short review. J Sports Sci Med. 2006;5(2):172-181. Published 2006 Jun 1.

• p.157 Figueiro MG, Plitnick B, Rea MS. Light modulates leptin and ghrelin in sleep-restricted adults. Int J Endocrinol. 2012;2012:530726. doi:10.1155/2012/530726

• p.157 Hawton K, Ferriday D, Rogers P, et al. Slow Down: Behavioural and Physiological Effects of Reducing Eating Rate. Nutrients. 2018;11(1):50. Published 2018 Dec 27. doi:10.3390/nu11010050

• p.158 Koch CE, Lowe C, Pretz D, Steger J, Williams LM, Tups A. High-fat diet induces leptin resistance in leptin-deficient mice. J Neuroendocrinol. 2014;26(2):58-67. doi:10.1111/jne.12131

• p.159 Vujović N, Piron MJ, Qian J, et al. Late isocaloric eating increases hunger, decreases energy expenditure, and modifies metabolic pathways in adults with overweight and obesity. Cell Metab. 2022;34(10):1486-1498.e7. doi:10.1016/j.cmet.2022.09.007

• p.162 Schnurr TM, Jakupović H, Carrasquilla GD, et al. Obesity, unfavourable lifestyle and genetic risk of type 2 diabetes: a case-cohort study. Diabetologia. 2020;63(7):1324-1332. doi:10.1007/s00125-020-05140-5

• p.162 Milić S, Lulić D, Štimac D. Non-alcoholic fatty liver disease and obesity: biochemical, metabolic and clinical presentations. World J Gastroenterol. 2014;20(28):9330-9337. doi:10.3748/wjg.v20.i28.9330

• p.163 Pasmans K, Adriaens ME, Olinga P, et al. Hepatic Steatosis Contributes to the Development of Muscle Atrophy via Inter-Organ Crosstalk. Front Endocrinol(Lausanne). 2021;12:733625. Published 2021 Oct 11. doi:10.3389/fendo.2021.733625

• p.170 Briançon-Marjollet A, Weiszenstein M, Henri M, Thomas A, Godin-Ribuot D, Polak J. The impact of sleep disorders on glucose metabolism: endocrine and molecular mechanisms. Diabetol Metab Syndr. 2015;7:25. Published 2015 Mar 24. doi:10.1186/s13098-015-0018-3

• p.170 Caplin A, Chen FS, Beauchamp MR, Puterman E. The effects of exercise intensity on the cortisol response to a subsequent acute psychosocial stressor. Psychoneuroendocrinology. 2021;131:105336. doi:10.1016/j.psyneuen.2021.105336

• p.171 Carvalho KMB, Ronca DB, Michels N, et al. Does the Mediterranean Diet Protect against Stress-Induced Inflammatory Activation in European Adolescents? The HELENA Study. Nutrients. 2018;10(11):1770. Published 2018 Nov 15. doi:10.3390/nu10111770

• p.173 Clark RV, Wald JA, Swerdloff RS, et al. Large divergence in testosterone concentrations between men and women: Frame of reference for elite athletes in sex-specific competition in sports, a narrative review [published correction appears in Clin Endocrinol(Oxf). 2019 Sep;91(3):471-473]. Clin Endocrinol(Oxf). 2019;90(1):15-22. doi:10.1111/cen.13840

• p.174 Riachy R, McKinney K, Tuvdendorj DR. Various Factors May Modulate the Effect of Exercise on Testosterone Levels in Men. J Funct Morphol Kinesiol. 2020;5(4):81. Published 2020 Nov 7. doi:10.3390/jfmk5040081

• p.174 Leprourt R, Van Cauter E. Effect of 1 week of sleep restriction on testosterone levels in young healthy men. JAMA. 2011;305(21):2173-2174. doi:10.1001/jama.2011.710

• p.174 Leprourt R, Van Cauter E. Effect of 1 week of sleep restriction on testosterone levels in young healthy men. JAMA. 2011;305(21):2173-2174. doi:10.1001/jama.2011.710

• p.174 Saner NJ, Lee MJ, Pitchford NW, et al. The effect of sleep restriction, with or without high-intensity interval exercise, on myofibrillar protein synthesis in healthy young men. J Physiol. 2020;598(8):1523-1536. doi:10.1113/JP278828

• p.175 Ajuogu PK, Al-Aqbi MA, Hart RA, Wolden M, Smart NA, McFarlane JR. The effect of dietary protein intake on factors associated with male infertility: A systematic literature review and meta-analysis of animal clinical trials in rats. Nutr Health. 2020;26(1):53-64. doi:10.1177/0260106019900731

• p.175 Soltani H, Keim NL, Laugero KD. Increasing Dietary Carbohydrate as Part of a Healthy Whole Food Diet Intervention Dampens Eight Week Changes in Salivary Cortisol and Cortisol Responsiveness. Nutrients. 2019;11(11):2563. Published 2019 Oct 24. doi:10.3390/nu11112563

• p.178 Kurdi MS, Muthukalai SP. The Efficacy of Oral Melatonin in Improving Sleep in Cancer Patients with Insomnia: A Randomized Double-Blind Placebo-Controlled Study. Indian J Palliat Care. 2016;22(3):295-300. doi:10.4103/0973-1075.185039

• p.178 Erland LA, Saxena PK. Melatonin Natural Health Products and Supplements: Presence of Serotonin and Significant Variability of Melatonin Content. J Clin Sleep Med. 2017;13(2):275-281. Published 2017 Feb 15. doi:10.5664/jcsm.6462

• p.179 Yano JM, Yu K, Donaldson GP, et al. Indigenous bacteria from the gut microbiota regulate host serotonin biosynthesis [published correction appears in Cell. 2015 Sep 24;163:258]. Cell. 2015;161(2):264-276. doi:10.1016/j.cell.2015.02.047

• p.180 https://youtu.be/ZNSa75aC2QU?t=919

• p.180 Bacaro V, Ballesio A, Cerolini S, et al. Sleep duration and obesity in adulthood: An updated systematic review and meta-analysis. Obes Res Clin Pract. 2020;14(4):301-309. doi:10.1016/j.orcp.2020.03.004

• p.183 Meng X, Li Y, Li S, et al. Dietary Sources and Bioactivities of Melatonin. Nutrients. 2017;9(4):367. Published 2017 Apr 7. doi:10.3390/nu9040367

• p.183 dela Peña IJ, Hong E, de la Peña JB, et al. Milk Collected at Night Induces Sedative and Anxiolytic-Like Effects and Augments Pentobarbital-Induced Sleeping Behavior in Mice. J Med Food. 2015;18(11):1255-1261. doi:10.1089/jmf.2015.3448

• p.184 Drake C, Roehrs T, Shambroom J, Roth T. Caffeine effects on sleep taken 0, 3, or 6 hours before going to bed. J Clin Sleep Med. 2013;9(11):1195-1200. Published 2013 Nov 15. doi:10.5664/jcsm.3170

• p.188 Franco R, Reyes-Resina I, Navarro G. Dopamine in Health and Disease: Much More Than a Neurotransmitter. Biomedicines. 2021;9(2):109. Published 2021 Jan 22. doi:10.3390/biomedicines9020109

• p.193 Scacchi M, Pincelli AI, Cavagnini F. Growth hormone in obesity. Int J Obes Relat Metab Disord. 1999;23(3):260-271. doi:10.1038/sj.ijo.0800807

• p.193 Takahashi Y, Kipnis DM, Daughaday WH. Growth hormone secretion during sleep. J Clin Invest. 1968;47(9):2079-2090. doi:10.1172/JCI105893

• p.194 Sattler FR. Growth hormone in the aging male. Best Pract Res Clin Endocrinol Metab. 2013;27(4):541-555. doi:10.1016/j.beem.2013.05.003

• p.194 Ho KY, Veldhuis JD, Johnson ML, et al. Fasting enhances growth hormone secretion and amplifies the complex rhythms of growth hormone secretion in man. J Clin Invest. 1988;81(4):968-975. doi:10.1172/JCI113450

• p.195 Chromiak JA, Antonio J. Use of amino acids as growth hormone-releasing agents by athletes. Nutrition. 2002;18(7-8):657-661. doi:10.1016/s0899-9007(02)00807-9

• p.195 Saugy M, Robinson N, Saudan C, Baume N, Avois L, Mangin P. Human growth hormone doping in sport. Br J Sports Med. 2006;40 Suppl 1(Suppl 1):i35-i39. doi:10.1136/bjsm.2006.027573

• p.196 Takahashi Y, Kipnis DM, Daughaday WH. Growth hormone secretion during sleep. J Clin Invest. 1968;47(9):2079-2090. doi:10.1172/JCI105893

• p.206 Byrne NM, Sainsbury A, King NA, Hills AP, Wood RE. Intermittent energy restriction improves weight loss efficiency in obese men: the MATADOR study. Int J Obes(Lond). 2018;42(2):129-138. doi:10.1038/ijo.2017.206

• p.208 Mul JD, Stanford KI, Hirshman MF, Goodyear LJ. Exercise and Regulation of Carbohydrate Metabolism. Prog Mol Biol Transl Sci. 2015;135:17-37. doi:10.1016/bs.pmbts.2015.07.020

• p.211 Bellini A, Nicolò A, Bazzucchi I, Sacchetti M. The Effects of Postprandial Walking on the Glucose Response after Meals with Different Characteristics. Nutrients. 2022;14(5):1080. Published 2022 Mar 4. doi:10.3390/nu14051080

• p.212 Murphy C, Koehler K. Energy deficiency impairs resistance training gains in lean mass but not strength: A meta-analysis and meta-regression. Scand J Med Sci Sports. 2022;32(1):125-137. doi:10.1111/sms.14075

• p.212 Garthe I, Raastad T, Refsnes PE, Koivisto A, Sundgot-Borgen J. Effect of two different weight-loss rates on body composition and strength and power-related performance in elite athletes. Int J Sport Nutr Exerc Metab. 2011;21(2):97-104. doi:10.1123/ijsnem.21.2.97

• p.217 Villareal DT, Aguirre L, Gurney AB, et al. Aerobic or Resistance Exercise, or Both, in Dieting Obese Older Adults. N Engl J Med. 2017;376(20):1943-1955. doi:10.1056/NEJMoa1616338

• p.218 Villareal DT, Aguirre L, Gurney AB, et al. Aerobic or Resistance Exercise, or Both, in Dieting Obese Older Adults. N Engl J Med. 2017;376(20):1943-1955. doi:10.1056/NEJMoa1616338

• p.224 Casey A, Short AH, Hultman E, Greenhaff PL. Glycogen resynthesis in human muscle fibre types following exercise-induced glycogen depletion. J Physiol. 1995;483(Pt 1)(Pt 1):265-271. doi:10.1113/jphysiol.1995.sp020583

• p.228 Krzysztofik M, Wilk M, Wojdała G, Gołaś A. Maximizing Muscle Hypertrophy: A Systematic Review of Advanced Resistance Training Techniques and Methods. Int J Environ Res Public Health. 2019;16(24):4897. Published 2019 Dec 4. doi:10.3390/ijerph16244897

• p.229 Schoenfeld BJ, Grgic J, Van Every DW, Plotkin DL. Loading Recommendations for Muscle Strength, Hypertrophy, and Local Endurance: A Re-Examination of the Repetition Continuum. Sports(Basel). 2021;9(2):32. Published 2021 Feb 22. doi:10.3390/sports9020032

• p.229 Schoenfeld BJ, Contreras B, Vigotsky AD, Peterson M. Differential Effects of Heavy Versus Moderate Loads on Measures of Strength and Hypertrophy in Resistance-Trained Men. J Sports Sci Med. 2016;15(4):715-722. Published 2016 Dec 1.

• p.231 Schoenfeld BJ, Ogborn D, Krieger JW. Effects of Resistance Training Frequency on Measures of Muscle Hypertrophy: A Systematic Review and Meta-Analysis. Sports Med. 2016;46(11):1689-1697. doi:10.1007/s40279-016-0543-8

• p.232 de Salles BF, Simão R, Miranda F, Novaes Jda S, Lemos A, Willardson JM. Rest interval between sets in strength training. Sports Med. 2009;39(9):765-777. doi:10.2165/11315230-000000000-00000

• p.233 Williams PT. The illusion of improved physical fitness and reduced mortality. Med Sci Sports Exerc. 2003;35(5):736-740. doi:10.1249/01.MSS.0000064995.89335.40

• p.236 Seiler S. What is best practice for training intensity and duration distribution in endurance athletes? Int J Sports Physiol Perform. 2010;5(3):276-291. doi:10.1123/ijspp.5.3.276

• p.237 Strasser B, Burtscher M. Survival of the fittest: VO2max, a key predictor of longevity?. Front Biosci(Landmark Ed). 2018;23(8):1505-1516. Published 2018 Mar 1. doi:10.2741/4657

• p.237 Kaminsky LA, Arena R, Beckie TM, et al. The importance of cardiorespiratory fitness in the United States: the need for a national registry: a policy statement from the American Heart Association. Circulation. 2013;127(5):652-662. doi:10.1161/CIR.0b013e31827ee100

• p.241 Hickson RC, Bomze HA, Holloszy JO. Linear increase in aerobic power induced by a strenuous program of endurance exercise. J Appl Physiol Respir Environ Exerc Physiol. 1977;42(3):372-376. doi:10.1152/jappl.1977.42.3.372

• p.242 Hickson RC, Bomze HA, Holloszy JO. Linear increase in aerobic power induced by a strenuous program of endurance exercise. J Appl Physiol Respir Environ Exerc Physiol. 1977;42(3):372-376. doi:10.1152/jappl.1977.42.3.372

• p.261 Siler SQ, Neese RA, Hellerstein MK. De novo lipogenesis, lipid kinetics, and whole-body lipid balances in humans after acute alcohol consumption. Am J Clin Nutr. 1999;70(5):928-936. doi:10.1093/ajcn/70.5.928

• p.262 Parr EB, Camera DM, Areta JL, et al. Alcohol ingestion impairs maximal post-exercise rates of myofibrillar protein synthesis following a single bout of concurrent training. PLoS One. 2014;9(2):e88384. Published 2014 Feb 12. doi:10.1371/journal.pone.0088384

• p.263 https://www.csbsju.edu/well-being-center/health-promotion/alcohol-guide/alcohol-and-physical-activity

• p.290 https://www.health.harvard.edu/staying-healthy/taking-aim-at-belly-fat

• p.293 Everson-Rose SA, Lewis TT, Karavolos K, Dugan SA, Wesley D, Powell LH. Depressive symptoms and increased visceral fat in middle-aged women. Psychosom Med. 2009;71(4):410-416. doi:10.1097/PSY.0b013e3181a20c9c